Hans-Peter Sibler

Yi Jin Jing
Gesundsein lernen – Stärke entwickeln

Hans-Peter Sibler

Yi Jin Jing

Gesundsein lernen – Stärke entwickeln

Ein Übungsweg für uns im Westen

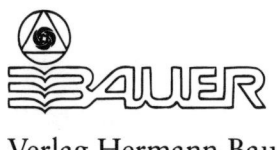

Verlag Hermann Bauer
Freiburg im Breisgau

Die Deutsche Bibliothek – CIP-Einheitsaufnahme

Sibler, Hans-Peter:
Yi Jin Jing : Gesundheit lernen – Stärke entwickeln ;
ein Übungsweg für uns im Westen / Hans-Peter Sibler. –
2. Aufl., 5.–8. Tsd. – Freiburg im Breisgau : Bauer, 1994
  ISBN 3-7626-0474-6

Die hier vorgestellten Methoden sind nach bestem Wissen und Gewissen dargestellt; die Informationen sollen aber Rat und Hilfe eines Arztes nicht ersetzen. Autor und Verlag übernehmen keinerlei Haftung für Schäden, die sich aus dem Gebrauch oder Mißbrauch der in diesem Werk dargestellten Methoden ergeben.

Mit 197 Fotos von Doro Röthlisberger, Silvia Sibler-Schaller und Hans-Peter Sibler.

2. Aufl. 1994 – 5.–8. Tsd.
ISBN 3-7626-0474-6
© 1994 by Verlag Hermann Bauer KG, Freiburg
Alle Rechte vorbehalten
Umschlag: Ito Joyoatmojo, Zürich
Satz und Bildverarbeitung: Fotosetzerei G. Scheydecker, Freiburg
Druck und Bindung: Kösel GmbH, Kempten
Printed in Germany

Inhalt

Danksagung 9

Einleitung 11

Erster Teil
Hintergrund des Yi Jin Jing
   Geschichte 17
   Was heißt Yi Jin Jing? 17
   Was kann Yi Jin Jing bewirken? 18
   Wie funktioniert Yi Jin Jing? 18
   Vorteile der Yi Jin Jing-Übungen 19
   Technik 19
   Zeitaufwand 19

Zweiter Teil
Begriffe
   Faszien (Bindegewebe) 23
   Dantian 23
   Qi 24
   – Angeborenes und erworbenes Qi 24
   – Funktionen des Qi im menschlichen
      Organismus 25
   – Qi und Gesundheit 25
   Meridiane und Gefäße 26
   – Meridiane/Faszien 26
   – Entspannung und Qi-Fluß 26
   – Energiebahnen 26

   Äußere und innere Kraft
   (Wai-Juang und Nei-Juang) 27
   – Körpertraining 27
   – Innere Stärke 27
   – Geistiges Training 27
   – Zwei Arten des Übens 27

Dritter Teil
Die Kunst des Übens
   Üben 31
   – Üben ist mehr als Einüben 31
   – Alltag und Übung 31
   – Disziplin: Die Kunst des Lernens ... 32
   Atmung 32
   – Atem ist Leben 32
   – Atem als Grundbewegung 32
   – Ausdruck des Lebens 33
   – Zwei Arten der Atemarbeit 33
   – Atmung und Qi-Fluß 33
   – Atmung und Meditation 33
   – Innere Erfahrung und äußeres
      Handeln 34
   – Atemübungen 34
   – Die Atmung im Yi Jin Jing 35
   Stehen 35
   – Stehen im Alltag 35
   – Verbindung zur Erde 36
   – Der richtige Stand 36

- Die drei Grundstellungen im Yi Jin Jing: ... 36
  1. Parallelstand 37
  2. Reiterstand 38
  3. Bogenstand 40
- Für den Alltag 40
- Vorstellungshilfen 40
- Meditation im Stehen: Die Sinne öffnen ... 41
- Übung im Stehen: Den Körper
  um die Achse drehen 42
- Sanfte Streich- und Dehnungsübungen ... 43

Vierter Teil
Praktische Hinweise
  Zur Übungspraxis 49
  - Wann, wie lange, wie oft 49
  - Draußen 49
  - Drinnen 50
  - Der rituelle Raum 50
  - Stille, Geräusche, Musik 50
  - Kleidung 50
  - Unsicherheiten 50
  - So leicht wie möglich 51
  - Für Frauen 51
  - Wann sollte nicht geübt werden? 51
  - Mentales Üben 51
  - Ein Geschenk an sich selbst 51
  - Liebevolle Zuwendung 51
  - Übung und Routine 52
  - Achtsamkeit 52
  - Das Üben in einer Gruppe 52
  Übungsprogramme 52
  - Das Gesamtprogramm 53
  - Beispiel für ein 20-Minuten-Programm ... 53
  - Beispiel für drei 15-Minuten-Programme ... 53
  - Beispiel für zwei 10-Minuten-Programme ... 53
  - Das individuelle Programm 53
  - Das Programm gegen spezielle
    Beschwerden 53
  - Das Programm für einen bestimmten
    Zweck 54

Fünfter Teil
Yi Jin Jing – die 24 Bewegungsfolgen
  Checkliste 57
  1: Abrunden/Vervollständigen 59
  2: Das Qi nähren 63
  3: Die Gelenke lockern 67
  4: Den Körper abklopfen 73
  5: Die Vase hochheben 83
  6: Die Handfläche stützt den Himmel .. 87
  7: Den Riegel schieben 91
  8: Den Bogen spannen 95
  9: Die Hand kreist um den Nacken 99
  10: Drachenkrallen 103
  11: Kleine Fächer kreisen 107
  12: Den großen Fächer schwingen 111

13: Hundert Krankheiten abschütteln 115
14: Die Arme schwingen und kreuzen 119
15: Wirkungsvolle Handbewegung 125
16: Die Fäuste ballen, die Finger strecken ... 129
17: Fauststoß – Die Augen funkeln 135
18: Drei Pfähle im Grund –
    In die Ferne schauen 139
19: Den Zeigefinger strecken 145
20: Die Pflanze mit den Wurzeln
    ausreißen 149
21: Die Wirbelsäule dehnen 153
22: Die Beine strecken 157
23: Die Nieren massieren 161
24: Der lachende Buddha reibt sich
    den Bauch 165
Abschluß: Das Qi nähren –
    Abrunden / Vervollständigen 168

Schlußbetrachtung 169

Register 171

Literatur zum Thema 173

Kontaktadresse 173

Ab Herbst 1994 ist ein Bauer-Video über Yi Jin Jing mit Hans-Peter Sibler erhältlich, das die Lektionen dieses Buches anschaulich macht.

Danksagung

Ich möchte mich an dieser Stelle bei all meinen Lehrerinnen und Lehrern bedanken, die mir halfen, meinen Weg zu finden und weiterzugehen. Ein tiefes Gefühl von Dankbarkeit erfüllt mich, wenn ich an meine erste Tai Ji- und Bewegungslehrerin Katya Delakova denke. Bei ihr erfuhr ich die große Bedeutung von Achtsamkeit. Chungliang Al Huang ist ein weiterer wichtiger Lehrer und Tai Ji-Freund, der es versteht, traditionelle chinesische Künste in zeitgemäßer Form auszudrükken und schöpferisch zu vermitteln. Ich bin dankbar für die Freude und Lebendigkeit, die ich mit ihm erfahre.

Mein Dank geht aber auch an meine Schülerinnen und Schüler, die ich im Laufe der Zeit begleiten durfte. Durch die Arbeit mit ihnen konnte ich viele wertvolle Erfahrungen sammeln, die in dieses Buch eingeflossen sind. Ein herzliches Dankeschön meinen Freunden und Bekannten, die mein Rohmanuskript gelesen und korrigiert haben. Sie gaben mir eine Fülle von Vorschlägen und Ideen, die ich verarbeiten konnte. Danken möchte ich auch Danila Grüter-Giorni für ihre Geduld beim mehrmaligen Umschreiben des Manuskripts am Computer. Für die gute Zusammenarbeit bedanke ich mich bei der Fotografin Doro Röthlisberger. Ich danke auch all den Freunden, Bekannten und Verwandten, die sich spontan für die Fotos zur Verfügung stellten. Meiner Frau Silvia Sibler-Schaller möchte ich meinen herzlichen Dank aussprechen für ihre Fotoaufnahmen sowie für ihre Unterstützung, Kritik und Anregungen, die mir sehr wichtig sind. Ich bedanke mich bei meinen griechisch-nepalesischen Freunden Yorgo und Yasoda Cassapidis. In ihrem wunderschönen Zentrum Karuna auf Lesbos schrieb ich den größten Teil des Manuskripts. Ein besonderer Dank gebührt Mr. Cheng, bei dem ich Yi Jin Jing lernte und der mich beim Verfassen dieses Buches sehr unterstützte.

Einleitung

In den letzten Jahren hat das Interesse der Menschen stark zugenommen, aktiv etwas für ihre Gesundheit und Lebensqualität zu tun, sich selbst bewußter zu erfahren und in Harmonie mit den Kräften der Natur zu bringen. Es ist naheliegend, zu diesem Zweck nach Methoden Ausschau zu halten, die sich seit langem bewährt haben. Wir finden bei den Chinesen eine jahrtausendealte Tradition in der Gesundheitsvorsorge und Therapie, denken wir an Akupunktur, Kräutermedizin, Qi Gong (Ch'i Kung, Ch'i Gung) und Taijiquan (T'ai Chi Ch'uan). Yi Jin Jing – ein Übungssystem, das von dem Meister Bodhidharma im 6. Jahrhundert entwickelt wurde – gehört dazu. Die Bewegungsfolgen erfuhren im Laufe der Zeit Abwandlungen und Erweiterungen und werden heute von vielen Menschen praktiziert.

Ich habe Yi Jin Jing in Asien kennengelernt und intensiv damit gearbeitet. Ich hatte das Glück, einem wunderbaren, bescheidenen Menschen zu begegnen, der mich die Übungen lehrte und deren Hintergrund erläuterte.

Für dieses Buch habe ich 24 Übungsfolgen zusammengestellt, die sich für den Menschen im Westen besonders eignen, sich in der Praxis bewährt haben und leicht zu lernen sind. Sie setzen keine besondere Begabung oder Fitneß voraus und können bis ins hohe Alter ausgeführt werden.

Zum Üben benötigen wir nur wenig Platz, und wir können den täglichen Zeitaufwand unseren Bedürfnissen und Möglichkeiten anpassen. Mit etwas Geduld und Ausdauer werden wir die wohltuende Wirkung spüren, uns leichter zentrieren können und uns für die wunderbare Lebenskraft Qi öffnen. Unsere Körperhaltung verbessert sich, das gesamte Energiesystem wird harmonisiert, und das führt zum Erleben von Klarheit und Leichtigkeit, zu Wohlbefinden und Vitalität. Über einen längeren Zeitraum ausgeführt, können die Übungen Abwehr- und Selbstheilungskräfte in uns aktivieren, streßbedingte und chronische Beschwerden, Verspannungen und Nervosität abbauen und das innere Gleichgewicht stabilisieren. Wir lernen, kraftvolle Bewegungen mit innerer Gelassenheit auszuführen. Dadurch stärken sich unsere Muskeln, Bänder, Sehnen und Knochen. Unsere Spannkraft, Geschmeidigkeit und Beweglichkeit nehmen zu, die Organe werden massiert und in ihren Funktionen unterstützt.

Am wichtigsten ist, daß wir durchlässig und empfänglich werden für das Qi, diese heilende und lebenserhaltende Kraft, und wahrnehmen, wie sie auf uns wirkt. Die Übungen bieten einen Rahmen, der unabhängig von Religion, Ideologie und Glaubenssystem konkrete Erfahrungen ermöglicht. Wir können dann genau spüren, wie wir uns verändern, entwickeln und mehr zu uns selbst finden.

Das Buch will über die Beschreibung der Übungsabläufe hinaus aufzeigen, wie wir zu Übenden werden und welche Voraussetzungen wir uns schaffen können, damit das Üben Freude macht und zu einer guten Gewohnheit wird. Vielleicht werden Sie beim Lesen erstaunt sein, wie einfach dies ist, und sich wundern, weshalb Sie nicht schon früher auf die Idee gekommen sind zu üben.

Im ersten Teil des Buches werden Geschichte, Grundlagen, Technik und Wirkungen von Yi Jin Jing beschrieben. Es folgen im zweiten Teil Erläuterungen zu Begriffen wie »Faszien«, »Dantian«, »Qi«, »Meridiane«, »äußere und innere Kraft«. Der dritte Teil enthält Informationen über das Üben, die Atmung und das Stehen, darüber hinaus Entspannungs- und Meditationsübungen, Hinweise zur Sammlung und Konzentration sowie eine Fülle von Anregungen und Ideen für den Alltag. Der vierte Teil enthält Ratschläge: Sie werden Schritt für Schritt in die Praxis des Übens eingeführt und erhalten konkrete Vorschläge für Übungsprogramme sowie eine Checkliste als Erinnerungshilfe. Der fünfte Teil besteht aus den Yi Jin Jing-Bewegungsfolgen: Der Ablauf und die Wirkung jeder einzelnen Übung ist genau beschrieben und mit Fotos illustriert. In der Schlußbetrachtung werden Sie ermuntert, das Gelernte spielerisch auszuprobieren. Sie können so Ihre ganz persönliche Art finden, mit den Übungen umzugehen, und spüren, was Ihnen gut tut und Freude macht.

Die heraustrennbaren Karten mit den 24 Übungsfolgen können Sie überallhin mitnehmen (an den Arbeitsplatz, in die Ferien und so weiter) und eigene Kombinationen zusammenstellen. Vielleicht entscheiden Sie sich für spezielle »Übungen der Woche« und haben die entsprechenden Karten stets in Griffnähe, oder Sie stellen die Karte mit Ihrer momentanen Lieblingsübung gut sichtbar auf, um immer wieder daran erinnert zu werden: Dem schöpferischen Umgang sind keine Grenzen gesetzt!

Ich hoffe, daß dieses Buch Ihre Neugierde weckt und Sie anregt, aktiv zu werden. Sie können sofort mit den drei Grundstellungen auf Seite 37 und den Übungsfolgen beginnen und die anderen Kapitel später lesen.

Es gibt nur eine Möglichkeit herauszufinden, wie die Übungen wirken: Probieren Sie sie aus, tun Sie etwas für Ihre Gesundheit, für Ihr Wohlbefinden! Schon mit wenig Aufwand erreichen Sie viel, wenn Sie regelmäßig üben.

Mit dem Buch können Sie gut zu Hause üben. Kein Buch ersetzt aber den Unterricht durch erfahrene Lehrerinnen und Lehrer, die Sie unterstützen, korrigieren und Ihnen ein Vorbild sind. Wollen Sie Ihr Üben unter Begleitung verfeinern und vertiefen, rate ich Ihnen, einen Kurs zu besuchen. Taijiquan und Qi Gong werden an vielen Orten unterrichtet, und auch Yi Jin Jing verbreitet sich. Informationen über meine Kurse erhalten Sie über die Kontaktadresse auf Seite 173.

Und nun wünsche ich Ihnen viel Freude beim Lesen und Üben. Ein altes Sprichwort sagt: »Der Weg ist das Ziel ...«

Herbst 1993　　　　　　　　　　Hans-Peter Sibler

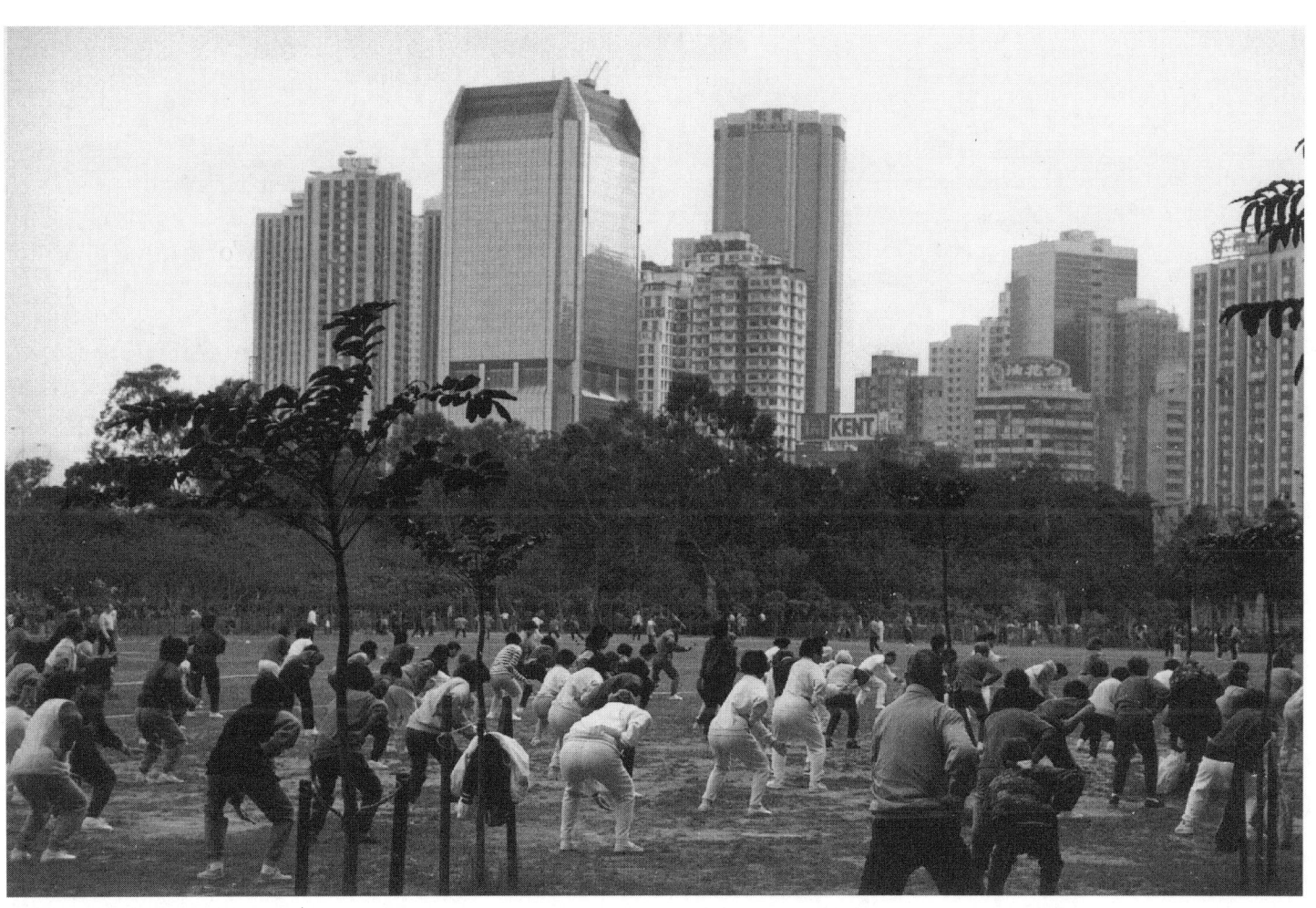

Erster Teil

Hintergrund des Yi Jin Jing

Geschichte

Yi Jin Jing (sprich: i-dschin-dsching) sind Körper-, Energie- und Gesundheitsübungen. Ihr Ursprung geht auf Bodhidharma (chinesisch: Da Mo) zurück, dem legendären Weisen aus Indien, der im 6. Jahrhundert nach China kam und als Begründer des Chan gilt. Chan vereinte buddhistische und taoistische Einflüsse und entwickelte sich später in Japan zum Zen.

Bodhidharma verbrachte die letzte Zeit seines Lebens im berühmten Shaolin-Kloster. Dort fiel ihm der schlechte körperliche Zustand der Mönche auf, und es heißt, daß er sich für neun Jahre in eine Grotte zurückzog und meditierte. Als er sein Einsiedlerdasein beendete, verfaßte er unter anderem die belehrende Schrift *Methode zur Transformation von schwachen Muskeln in starke Muskeln – Yi Jin Jing*. Durch das von ihm entwickelte Training wurden die Mönche kraftvoller und gesünder, konnten besser meditieren, und sie übten sich in den Kampfkünsten, für die das Shaolin-Kloster dann berühmt wurde.

Aus dem Yi Jin Jing hat sich eine Übungsfolge entwickelt, die lange Zeit geheim blieb. Über die Jahrhunderte hinweg wurden diese Übungen im Zusammenhang mit der Traditionellen Chinesischen Medizin (TCM), vor allem mit Qi-Gong-Praktiken, weiterentwickelt und über die Klöster hinaus bekannt. Im heutigen China gibt es viele Übungen, die auf das Yi Jin Jing zurückgehen. Als Heil- und Fitneßübungen sind sie weit verbreitet, weil sie einfacher sind als zum Beispiel Taijiquan und den Körper innerhalb kurzer Zeit energetisch aufladen und kräftigen. Sie spielen in der Gesundheitsvorsorge und Therapie ebenso eine Rolle wie bei den Kampfkünsten und beim morgendlichen Training im Park.

Was heißt Yi Jin Jing?

»Yi« bedeutet Transformation, Wechsel, Verwandlung, Veränderung. »Jin« bedeutet Muskeln, Sehnen und »Jing« Methode, Theorie, Buch. Wörtlich übersetzt heißt Yi Jin Jing: »Das Buch über die Transformation von Muskeln und Sehnen.« Jin bezieht alle Körperteile mit ein, die nach der TCM mit Muskeln und Sehnen in Verbindung stehen, so auch die inneren Organe. Yi Jin Jing ist also eine Methode, um schwache, schlaffe Muskeln und Sehnen in starke und feste zu verwandeln. Oder kurz gesagt: Es ist eine Methode zur Stärkung des Körpers und der Organe.

Was kann Yi Jin Jing bewirken?

An dieser Stelle sind allgemeine Wirkungen beschrieben. Genauere Angaben finden Sie bei den Beschreibungen der 24 Bewegungsfolgen ab Seite 59.

Körperlich / Emotional

- Stärkung der Muskeln, Bänder, Sehnen, Knochen.
- Verbesserung der Körperhaltung.
- Festigung des Bindegewebes, der Faszien.
- Fettabbau.
- Vermehrte Sauerstoffzufuhr, bessere Durchblutung.
- Zunahme von Spannkraft, Geschmeidigkeit, Beweglichkeit.
- Verbesserung der Atmung, der Funktion der Organe und des vegetativen und zentralen Nervensystems.
- Stärkung der Abwehrkräfte, Vorbeugung gegen Erkrankungen.
- Abbau von streßbedingten und chronischen Beschwerden, von Verspannungen und Nervosität.
- Aktivierung der Selbstheilungskräfte und des Gesundungsprozesses bei akuten Krankheiten und chronischen Leiden.
- Harmonisierung des inneren Gleichgewichts.
- Entwicklung eines guten Körpergefühls.
- Steigerung von Vitalität, Wohlbefinden, Lebensfreude.

Energetisch

- Öffnung der Energiebahnen (Meridiane, Gefäße) und Abbau von Blockierungen.
- Harmonisierung des gesamten Energiesystems.
- Regulierung des Energieflusses (Qi-Fluß) in den Organen, Meridianen und Gefäßen.
- Stärkung des »Beschützer-Qi« auf der Hautoberfläche, um den Organismus vor schädlichen Einflüssen abzuschirmen.

Geistig

- Entspannung, Sammlung und Beruhigung, geistige Klarheit, Leichtigkeit.
- Steigerung der Konzentrationsfähigkeit.
- Natürliche Entwicklung einer inneren Disziplin.

Allgemein

- Ausgeglichenheit: Das Yang-Training (kräftigend, energieaufbauend, stärkend) wird ausgeglichen durch das Yin-Training der geistigen Übung und Sammlung.
- Selbst-bewußt-sein, Erfahrung geistig-körperlicher Autonomie: durch die Übungen selbst in der Lage sein, seine Gesundheit und Lebensqualität zu verbessern.
- Erhaltung und Festigung der Gesundheit.

Wie funktioniert Yi Jin Jing?

Im Gegensatz zu anderen, »inneren« Übungssystemen und Heilübungen, wie z.B. Taijiquan oder stilles Qi Gong, beginnt der Weg des Yi Jin Jing außen, das heißt in den Gliedmaßen. Die Muskeln und Sehnen der Finger, Hände, Arme, Füße und Beine werden angespannt und losgelassen. Das stärkt sie, massiert die Faszien und erhöht die Energie (Qi). Zeichen dafür sind ein Gefühl von Wärme, ein Kribbeln oder erhöhte Sensibilität. Gleichzeitig vertieft sich die Atmung (Zwerchfell-/Bauchatmung). Durch die innere Sammlung auf das Zentrum (Dantian, Hara, Bauch) wird das Qi von außen nach innen gelenkt und fließt durch die Meridiane, Gefäße und Organe. Klopfen und Streichen unterstützen diesen Prozeß und werden eingesetzt, um den Energiefluß sanft anzuregen.

Vorteile der Yi Jin Jing-Übungen

- Sie sind leicht zu erlernen.
- Sie wirken kräftigend und energieaufbauend. Nach den Übungen fühlen Sie sich erfrischt und durchwärmt.
- Sie benötigen wenig Platz und nur soviel Zeit, wie Ihnen zur Verfügung steht.
- Sie sind unschädlich, wenn Sie sie den Hinweisen entsprechend achtsam ausführen.
- Sie können von Menschen aller Altersstufen geübt werden.
- Umfang und Schwierigkeitsgrad der Bewegungsfolgen können der körperlichen und gesundheitlichen Verfassung angepaßt und allmählich gesteigert werden.
- Fortgeschrittene können sie zum Aufwärmen benutzen, zum Beispiel vor Taijiquan, oder zur Einstimmung in eine Meditation.
- Sie stellen sowohl ein Körpertraining als auch eine Energie- beziehungsweise Qi-Übung dar. Dies hängt ab von der inneren Haltung und Lenkung durch den Geist (gedankliche Lenkung des Qi-Flusses).

Das erste ist einfach zu üben, das zweite erfordert mehr Zeit und Geduld, dafür ist die Wirkung um so größer.

Technik

Im Yi Jin Jing sind weiche, aber kraftvolle Bewegungen charakteristisch, anders als die langsamen Bewegungen des Qi Gong und Taijiquan. Doch in der Kraft verbirgt sich Sanftheit. Der/die Übende bewahrt einen harmonischen Atemrhythmus, innere Gelassenheit und einen ruhigen Geist. Kraft und Bewußtsein, Bewegung und Sammlung sind vereint.

Alle Übungen werden im Stehen ausgeführt. Die besondere Technik des Stehens kräftigt die Beinmuskeln, Sehnen und Bänder, öffnet und stärkt die Gelenke und ist das Fundament jeder Yi Jin Jing-Übung. Schultern, Arme, Hände und Finger werden gestreckt, gedehnt und in den Gelenken gebogen. Die Spannung wird aufgebaut, gehalten und wieder abgebaut. In einigen Übungen werden der Brustkorb, die Wirbelsäule, die Hüftgelenke und die Beine bewegt und gedehnt. Die Atmung ist zunächst unabhängig von der Bewegung. Später kann die Bewegung dem Atemrhythmus angepaßt werden.

Zeitaufwand

Die einzelnen Bewegungsfolgen sind kurz und beanspruchen ein paar Minuten. Sie sind Bestandteile der Übungsprogramme, die Sie mit Hilfe dieses Buches zusammenstellen können (siehe Seite 52) und die von 10 Minuten bis zu einer Stunde dauern.

Einzelne Übungen eignen sich gut für die »Kaffeepause« am Arbeitsplatz. Sie können Müdigkeit und Erschöpfung entgegenwirken, Verspannungen abbauen, und sie wirken erfrischend. Einige Minuten täglich zu üben ist besser und wirkungsvoller, als sich am Wochenende ein Zweistundenprogramm vorzunehmen.

Zweiter Teil

Begriffe

Faszien (Bindegewebe)

Die Faszien überziehen in verschiedenen Schichten den ganzen Körper. Sie haben viele Funktionen, wie zum Beispiel Speicherung, Isolation, Stützung, Schutz, Sicherung der Energieversorgung von Organen und Muskeln. Es wird angenommen, daß die Meridiane und Gefäße in ihnen verlaufen. Dieses lockere Bindegewebe zeichnet sich durch hohe Elastizität und Widerstandsfähigkeit aus und spielt für den Wasserhaushalt und andere Körperflüssigkeiten eine wichtige Rolle. Das straffe Bindegewebe ist zäh und unnachgiebig und bildet vor allem die Bänder und Sehnen. Die Faszien bieten den Blutbahnen, Nervenfasern und Lymphgefäßen Halt, und in ihnen befinden sich Nervenanschlüsse und Sinnesrezeptoren, die auf Reize der Muskeln, Sehnen und Gelenke reagieren.

Die äußersten Schichten liegen direkt unter der Haut und bestehen aus dem Fettgewebe und der Unterhautschicht. Sie sind sehr elastisch und dienen als Fettdepot. Nahrung, die vom Körper nicht benötigt wird, wandelt sich in Fett um und lagert sich dort ab. Die tieferliegenden Faszien umhüllen Muskeln, grenzen diese ab und vermindern Reibung. Die innersten Schichten überziehen die Bauch- und Brusthöhle und umgeben alle Organe als schützende Hüllen.

Die Yi Jin Jing-Übungen bauen überschüssiges Fett ab und füllen die Faszien mit Qi. Erhöht sich die Energie im straffen Bindegewebe, das unter anderem an den Gelenken zu finden ist, spielen Muskeln, Bänder, Sehnen und Knochen optimal zusammen. Yi Jin Jing als »äußere Übung« stärkt und dehnt diese. Sie erhöht die Speicherkapazität in den Faszien für die Energie, die durch Yi Jin Jing als »innere Übung« entsteht. Ein technischer Vergleich verdeutlicht dies: Die Batterie (Faszien) speichert den Strom (Qi), der für den Betrieb der Maschine (Muskeln, Sehnen, Knochen) benötigt wird.

Dantian

»Dantian« heißt wörtlich übersetzt »Zinnoberfeld«. In alten Zeiten wurden in China Arzneien benutzt, welche Zinnober enthielten, und man sagte ihnen nach, daß sie das Leben verlängern könnten. »Dan« bedeutet auch die wirksamste Essenz einer Arznei. »Tian« meint Feld, Lager, Boden, aber auch Ort des Glücks und der Kraft. Es gab im Laufe der Geschichte viele Ausdrücke für das Dantian und seine Orte im Körper. Meistens werden darunter drei Bereiche verstanden: das untere, das mittlere und das obere Dantian. Das obere ist im Kopf, das mittlere im Brustkorb und das untere im Bauch-/Beckenraum gelegen. Die Japaner nennen diesen Raum »Hara«. Hara ist aber auch die Verfassung des Menschen, der in seiner Mitte ruht und aus ihr handelt.

In diesem Buch befassen wir uns stets mit dem unteren Dantian, dem Hara. Damit ist der Ort gemeint, in dem sich Lebensenergie sammelt und der Körperschwerpunkt liegt. Es ist die Mitte, zu der wir finden können und aus der heraus wir aktiv werden. Dantian ist die »Batterie«, die sich stetig auflädt, die Energie speichert und weitergibt.

Ein Lehrer hat mir das Dantian folgendermaßen nahegebracht: Er erzählte einen guten Witz, und ich mußte herzlich lachen – »Da, wo dein Lachen herkommt, liegt das Dantian.«

Qi

»Qi« ist ein zentraler Begriff in der chinesischen Philosophie, der Traditionellen Chinesischen Medizin (TCM), den Körper- und Meditationsübungen und den Kampfkünsten. Im Zusammenhang mit dem Yi Jin Jing sind das Verständnis und das Wissen um Qi insofern von Bedeutung, als wir durch sie die Körperübungen, die an sich schon kräftigend und gesundheitsfördernd sind, um eine Dimension erweitern und die Wirkung erheblich erhöhen können. Allerdings braucht es dazu mehr Zeit und Geduld, und es erfordert ein tieferes Sicheinlassen in die Übung. Körper, Seele und Geist werden gleichermaßen angesprochen. Dabei ist wichtig zu wissen, daß es nicht um Glaubenssysteme oder Ideologien, sondern um konkrete Erfahrungen geht, die wir alle machen können. Voraussetzung dafür sind Offenheit und die Bereitschaft, Fähigkeiten, die in uns bislang brachlagen, wahrzunehmen und einzusetzen. Der Erfolg im Sinne einer spürbaren Wirkung wird dann nicht ausbleiben. Was hier beschrieben wird, ist einfach und verlangt nur etwas Geduld.

Das chinesische Zeichen »Qi« (auch Ch'i oder japanisch: Ki) ist vielfältig in seiner Bedeutung. Atem, Nahrung, Luft, Dampf, Lebensenergie sind Umschreibungen dieser Kraft, die strömt und sich verbreitet. Das Universum mit all seinen Phänomenen ist von Qi durchdrungen. Sonne, Erde, Wasser, Luft, Mineralien, Pflanzen, Tiere, Menschen – alles ist voller Qi, nimmt es auf und strahlt es ab. In der TCM werden mit Qi die aktiven, energetischen Prozesse des Menschen bezeichnet, also sein nichtstofflicher Anteil.

Angeborenes und erworbenes Qi

Zum einen wurde uns von unseren Eltern Qi vererbt. Es ist das ursprüngliche oder »angeborene Qi« – unsere Grundausstattung an Lebensenergie. Zum anderen nehmen wir ständig Qi von außen auf: mit den Atmungsorganen und der Haut aus der Luft, mit den Verdauungsorganen aus der Nahrung und mit den Sinnesorganen aus der Umwelt. Wir nehmen feste, flüssige, gasförmige, aber auch seelische und geistige Nahrung in uns auf, verdauen, verarbeiten, integrieren sie, scheiden wieder aus und geben ab. Dabei sind die äußeren, objektiven Faktoren, wie die Qualität der Luft und der Nahrung, die Umgebung, in der wir leben, und die Menschen, mit denen wir zusammen sind, ebenso wichtig wie die subjektive Art und Weise, mit der wir damit umgehen. Diese Prozesse der permanenten Veränderung, Erneuerung und Aufrechterhaltung der Lebensfunktionen benötigen Qi, das ununterbrochen aus dem Makrokosmos bezogen werden muß und »erworbenes Qi« genannt wird.

Das angeborene Qi hat seinen Sitz in den Nieren und steigt von dort zu Milz und Magen, wo es mit dem durch Nahrung erworbenen Qi zusammenfließt und sich weiter oben in den Lungen mit dem eingeatmeten Qi verbindet. Damit bildet sich unser aktuelles Qi, das in einem harmonischen Gleichgewicht gehalten wird. Ist diese Balance gestört, fühlen wir uns unausgeglichen und müde und werden, wenn keine Änderung eintritt, krank. Gesundheit bedeutet in diesem Sinne, im Gleichgewicht zu sein.

Der chinesische Begriff »Zang« bedeutet gleichzeitig Organ und Funktionsbereich. In der TCM werden die Organbezeichnungen wie Niere, Milz, Magen, Lunge und so weiter als Überbegriff für eine ganze Reihe von Phänomenen verwendet. So ist zum Beispiel »Niere« mehr als nur das Organ im anatomischen Sinne, sie beinhaltet auch den entsprechenden Meridian und alle Funktionen und Lebensäußerungen, die diesem System zugeordnet sind.

Funktionen des Qi im menschlichen Organismus

Das »reine Qi«, das von seiner Trägersubstanz – der Luft und der aufgenommenen Nahrung – abgelöste Qi kreist unentwegt durch den Organismus und gelangt dorthin, wo es benötigt wird. Entsprechend sind seine Funktionen vielfältig. Es liefert Energie für Aufbauprozesse und sichert den Abtransport von Unbrauchbarem. Es ist Triebkraft für die physiologischen Aktivitäten aller Organe, reguliert die Stoffwechselvorgänge, wärmt den Körper und schützt ihn gegen negative, äußere Einflüsse.

Qi und Gesundheit

Gesundheit ist nicht einfach nur Abwesenheit von Krankheit, sondern ein dynamischer Prozeß, durch den sich der Organismus im Gleichgewicht hält. Da wir uns ständig verändern – Millionen von Zellen sterben und werden neu aufgebaut –, da wir altern und fortwährend äußeren Einflüssen ausgesetzt sind, ist Gesundheit kein stabiler Zustand, den wir einmal erreicht haben, sondern ein permanenter Prozeß des Ausgleichs, der Harmonie. Qi schafft diesen Ausgleich, wenn es ungehindert in seinen Bahnen fließen und überall dorthin strömen kann, wo es benötigt wird. Sind die Bahnen verstopft, staut sich der Energiefluß. Dann kann weder frisches Qi zugeführt, noch verbrauchtes Qi weggeschafft werden: Eine Bereitschaft zur Erkrankung entsteht. Deshalb ist es eine wichtige Aufgabe in der TCM und in Übungssystemen wie Yi Jin Jing, Krankheiten vorzubeugen und nicht zu warten, bis sie im schulmedizinischen Sinne ausbrechen. Im alten China waren diejenigen Ärzte angesehen und besser bezahlt, deren Patienten nicht erkrankten. Gesund zu werden bedeutet, das natürliche Gleichgewicht wieder herzustellen und die Selbstheilungskräfte zu aktivieren, indem die verstopften Leitbahnen geöffnet und durchgängig gemacht werden, frisches, mit hoher Energie geladenes Qi herangeführt und altes, verbrauchtes Qi abtransportiert und ausgeschieden wird. Eine der besten Möglichkeiten zum Gesundbleiben, aber auch zum Gesundwerden, ist das regelmäßige Üben. Damit tun wir etwas für unsere Gesundheit, bevor wir erkranken, wir stärken unsere Abwehrkräfte und steigern unsere Lebensqualität von innen heraus.

Meridiane und Gefäße

Meridiane / Faszien

Das Qi fließt in Energiebahnen, die »Meridiane« und »Gefäße« genannt werden. Sie verlaufen vertikal, horizontal, im Innern des Körpers und direkt unter der Hautoberfläche wie ein dichtes Netz, das den ganzen Körper durchzieht. Das Qi fließt darin in allen Richtungen. Wir kennen die Meridiane vor allem aus der Akupunktur, die durch Nadeldruck an bestimmten Punkten auf diese Bahnen einwirkt. Obwohl bis heute keine den Meridianen entsprechende anatomische Struktur gefunden wurde, wird vermehrt ein Zusammenhang mit den Faszien vermutet. Durch Übungen wie Yi Jin Jing wird der Zustand der Faszien verbessert und können verstopfte Meridiane wieder durchlässig gemacht werden. Die Bewegung von Anspannung und Entspannung in den Muskeln sowie in den Bändern und Sehnen der Gelenke läßt das Qi optimal durch die Energiebahnen strömen, speichert es in den Faszien und stärkt den Körper.

Entspannung und Qi-Fluß

Bei der Geburt sind normalerweise alle Meridiane offen, und das Qi fließt ungehindert. Im Laufe der Jahre verringert sich ihre Durchlässigkeit durch mechanische Einwirkungen wie Verletzungen oder Operationen sowie durch seelische Störungen und Verspannungen. Deshalb ist die körperlich-seelisch-geistige Entspannung beim Üben so wichtig und macht den wesentlichen Unterschied zu rein gymnastischer und sportlicher Bewegung aus, wie wir sie im Westen kennen. Nur in einem entspannten Zustand ist es möglich, das Qi bewußt wahrzunehmen, zu sammeln und zu lenken.

Energiebahnen

Die zwölf Meridiane und acht Gefäße sind die Hauptenergiebahnen. Außerdem gibt es noch Querverbindungen herstellende Netzgefäße und viele kleine Verzweigungen. Die sechs Yang-Meridiane sind mit den entsprechenden »Hohlorganen« verbunden: Drei davon – Dickdarm, Dünndarm, »Dreifacher Erwärmer« (siehe auch Seite 90) – beginnen an der Hand und enden am Kopf. Die anderen drei – Magen, Harnblase, Gallenblase – beginnen am Kopf und enden am Fuß. Die sechs Yin-Meridiane sind mit den entsprechenden »Speicherorganen« verbunden: Drei davon – Lunge, Herz, Perikard (Herzbeutel) – führen vom Oberkörper zur Hand. Die anderen drei – Milz/Pankreas, Nieren, Leber – beginnen am Fuß und enden am Oberkörper. Die acht Gefäße wirken ausgleichend, ohne direkt mit Organen verbunden zu sein: Ist zuviel Qi in den Meridianen vorhanden, wird es von den Gefäßen absorbiert, fließt zuwenig Qi in den Meridianen, wird es von den Gefäßen zugeführt. Zwei Gefäße sind besonders bedeutsam: Das Lenkergefäß oder die »Leitbahn der Steuerung« beginnt am Steißbein und verläuft entlang der Wirbelsäule nach oben – über den Kopf, bis zur Oberlippe und zum Gaumen – und wird auch »Meer der Yang-Meridiane« genannt, weil es mit den Yang-Meridianen verbunden ist. Das Dienergefäß oder die »aufnehmende Leitbahn« beginnt am Damm und verläuft über die Mittellinie an Bauch, Brust, Hals und Kinn entlang bis zur Unterlippe und wird auch das »Meer der Yin-Meridiane« genannt, weil es mit den Yin-Meridianen verbunden ist. Wird die Zunge am Gaumen hinter die oberen Schneidezähne gelegt, schließen sich Lenker- und Dienergefäß zusammen, es entsteht ein Zyklus. Da alle Meridiane und Organe an diesem Energiekreislauf angeschlossen sind, wird das Qi, das sich im Yi Jin Jing vor allem in den Gliedmaßen bildet, wieder dem gesamten Organismus zugeführt.

Äußere und innere Kraft (Wai-Juang und Nei-Juang)

Körpertraining

Menschen, die ihre Muskeln trainieren, Bänder und Sehnen dehnen, auf ihre Fitneß achten, werden physisch stark und beweglich. Die Chinesen nennen dies »äußere Kraft« (Wai-Juang). Es wurden viele Übungen entwickelt, um den Körper zu stärken, vor allem für die Ausübung der Kampfkünste. Yi Jin Jing, rein äußerlich als Dehn-, Kraft- und Strecktraining geübt, gehört dazu. In der westlichen Welt werden mit Fitneßtraining, Bodybuilding, Kraftmaschinen und so weiter ähnliche Ziele erreicht.

Innere Stärke

In den letzten Jahren hat sich aber auch bei uns das Wissen um die innere Kraft (Nei-Juang) verbreitet, und aus Spitzensport und Management ist mentales Training nicht mehr wegzudenken. Wer Höchstleistungen vollbringt, muß äußerlich und innerlich stark sein. Die alten Chinesen wußten dies und kreierten Übungssysteme und Kampfkünste, durch die Wai-Juang und Nei-Juang entwickelt werden. Wer schon einmal erlebt hat, wie ein asiatischer Meister, oft klein, unscheinbar und nicht besonders stark aussehend, mit einer unglaublichen Energie den Gegner aus dem Gleichgewicht bringt, ist beeindruckt von der inneren Kraft, die von ihm ausgeht.

Geistiges Training

Innere Kraft zu entwickeln geschieht vor allem durch geistiges Training, bei dem der Qi-Fluß im Körper angeregt und vermehrt wird. Bei genügend langem Training strömt dann die Energie von selbst an die Orte, wo sie gebraucht wird. Das Nervensystem, die Organe und Drüsen funktionieren besser, und der Bewegungsapparat wird in seiner Aktivität mit Energie versorgt, die weit über reine Muskelkraft hinausgeht. Deshalb sind die asiatischen Kampfkünste immer zugleich Gesundheitsübung und Meditation. Heute ist bei Kampfkunstübenden in Asien und im Westen die innere Haltung häufig nicht mehr vorhanden. Die *Kunst* in den Kampfkünsten wird dem (Konkurrenz-)*Kampf* geopfert, bei dem es mehr um Siegen und Verlieren, als um die innere Entwicklung und Reife geht.

Zwei Arten des Übens

Im Zusammenhang mit äußerer und innerer Kraft ist auch Yi Jin Jing zu verstehen. Es wird von den einen als reines Körpertraining und von den anderen als meditative Bewegungskunst gesehen und dementsprechend geübt. Die Wirkung, die es auf uns hat, hängt von der Art ab, wie wir üben. Üben wir Yi Jin Jing, um den Körper zu trainieren, wird das Resultat vor allem die Stärkung der Muskeln, eine größere Dehnbarkeit der Bänder und Sehnen, Beweglichkeit in den Gelenken und die Festigung des Bindegewebes in Armen und Beinen sein. Wir brauchen uns dann nicht zu bemühen um Sammlung, Koordination von Bewegung und Atmung oder Lenkung des Qi: Es entwickelt sich Wai-Juang, was wertvoll ist und vielen genügt. Möchten wir uns darüber hinaus geistig üben, den Energiefluß im ganzen Körper steigern, die Organe in ihrer Funktion verbessern und die Gesundheit festigen, das heißt, Nei-Juang entwickeln, dann verbinden wir körperliche mit gedanklicher Bewegung, synchronisieren den Rhythmus von Anspannung und Entspannung mit der Atmung, lenken bewußt das Qi, das sich in den Gliedmaßen bildet, ins ganze Energiesystem. Wir geben dem Nichttun und Geschehenlassen im Sinne eines Entspannens, bewußten Erlebens und Nachspürens während und nach jeder aktiven Bewegung genügend Raum.

Dritter Teil

Die Kunst des Übens

Üben

Üben ist mehr als Einüben

Die Übung ist ein Rahmen, in dem ich mich erfahre – jeden Tag neu, auch wenn ich immer das gleiche tue. Die Übung ist mehr als nur mechanische Wiederholung, wenn sie mit Bewußtsein, Achtsamkeit, Aufmerksamkeit ausgeführt wird, wenn ich »bei der Sache bin«. Ich übe nicht die Übung, ich *erlebe mich* darin: Schwierigkeiten, Grenzen, Offenheit, Lebendigkeit, Gesundheit, Zufriedenheit, Kraft, Stärke. In der täglichen Übung wird mir der Prozeß der Veränderung, des Lernens und des Wachsens bewußt, der sich selbst zum Ziel und kein Ende hat. Ich bin in Bewegung, solange ich lebe, wie auch das ganze Universum in immerwährender Bewegung ist. Leben ist Bewegung, Bewegung ist Leben.

Alltag und Übung

In der Übung erfahre und bewege ich mich bewußter als sonst im Alltag. Die regelmäßige Übung wirkt über sich hinaus in den Alltag hinein. Die einfachste Handlung – Zähne putzen, abwaschen, zum Bus gehen, treppensteigen, Brot schneiden, sich anziehen, telefonieren, schreiben, sitzen, stehen – kann zur Übung werden, einfach weil ich sie bewußt vollziehe, mich total in sie hineinbegebe. Langeweile beim Üben kann entstehen, wenn ich repetiere, mechanisch Bewegungen abwickle und vor mich hindöse oder vielleicht dabei an etwas anderes denke, zum Beispiel, daß ich jetzt gleich etwas Bestimmtes tun muß, daß der Film gestern abend mir nicht gefallen hat, daß ich später telefonieren will und so weiter. Dies ist ganz normal, und wir alle haben immer wieder solche Gedanken, die aus dem Nichts auftauchen und unseren Verstand beschäftigen. Sie gewaltsam wegschieben zu wollen bringt Druck und Anspannung und ist keineswegs erfolgversprechend, weil dahinter schon die nächsten Gedankenfetzen darauf warten, mich abzulenken. Besser ist es, die Gedanken bewußt wahrzunehmen, mich von ihnen zu lösen und mich erneut der Übung zuzuwenden. Dabei sind die Körperbewegungen und das bewußte Wahrnehmen des Atemflusses eine enorme Hilfe, weil ich etwas tue, das ich beobachten kann – bis sich ein weiterer Gedanke einschleicht. Annehmen, loslösen, hinwenden zur Übung – das ist der Weg, den ich oft zu gehen habe, bis die Gedanken allmählich verschwinden und der Geist ungestört und wach bei der Übung weilt. Ich erlebe sie dann jeden Tag neu und anders, weil ich mich verändere.

Es ist eine Kunst, ohne Erwartungen ans Üben heranzugehen. Nicht jeder Tag bringt spannende Erlebnisse. Wenn ich heute ein gutes Gefühl beim oder nach dem Üben habe, ist das keine Garantie, daß sich morgen dasselbe einstellt. Vielleicht habe ich einen schlechten Tag oder fühle mich träge und unlustig. Wenn ich mich dann doch zum Üben aufraffe, möchte ich mich wenigstens hinterher besser fühlen. Stellt sich das gute Gefühl nicht ein, beginne ich zu zweifeln, ob sich die ganze Sache überhaupt lohnt. Ob die halbe Stunde, die ich hätte länger schlafen können, nicht ebensogut wäre. Mein Verstand ist sehr trickreich und findet Tausende von Gründen für das Abbrechen der Übung. Damit sind wir bei der Frage der Disziplin.

Disziplin: Die Kunst des Lernens

Das Wort »Disziplin« hat oft einen schlechten Beigeschmack. Wir tun etwas Unangenehmes, Langweiliges, Schwieriges oder sogar Unsinniges, weil wir uns dazu verpflichtet fühlen und Autoritäten oder gesellschaftliche Normen es von uns verlangen. Diese Disziplin ist geprägt durch Zwang und Fremdbestimmung.

Es gibt noch eine andere, weniger vertraute Art von Disziplin: die »Kunst des Lernens«, die das Üben in ein anderes Licht rückt. Es wird nicht von außen bestimmt, ob und wie ich zu üben habe, ich entscheide selbst. Will ich üben und warum? Widersprüchliche Gefühle und Gedanken können dabei Raum einnehmen, lassen mich mit der Entscheidung hadern, von neuem zu üben. Es ist eine Kunst, die Widersprüche anzunehmen und mich trotzdem für das Üben zu entscheiden. Disziplin als »Lernkunst« heißt, immer wieder neu zu beginnen, dabei wach zu sein, ohne mich auf ein bestimmtes Ergebnis zu fixieren. Unlustgefühle vor dem Üben verschwinden bald, wenn ich die wohltuende Wirkung spüre und froh bin, meine Trägheit überwunden zu haben. Dabei ist der Weg das Ziel.

Graf Dürckheim, der große Kenner östlicher Disziplinen, hat in einem Vortrag einmal gesagt: »Es ist nicht so wichtig, was dabei herauskommt, sondern herein, in den Menschen hinein.« Was das ist, erfahre ich im wiederholten, regelmäßigen Tun. Allmählich werde ich offen für Veränderung, lasse zu, daß es »durch mich hindurch klingt«, werde zur Person (per-sonare = hindurch-tönen). Ein gesunder, vitaler Körper, der mein »Tempel« ist, schafft die Voraussetzung dafür. Dazu ist Disziplin notwendig, die der Einsicht entspringt und dem Wunsch weiterzuwachsen – ohne Ende.

Atmung

Atem ist Leben

Während wir Menschen ohne feste Nahrung einige Wochen und ohne Wasser ein paar Tage überleben könnten, würden wir ohne Luft oder Sauerstoffzufuhr innerhalb von Minuten sterben.

Atem als Grundbewegung

Unwillkürlich nehmen wir von außen auf und geben von innen ab, stehen in immerwährender Beziehung zur Umwelt – vom ersten bis zum letzten Atemzug. Wir sind abhängig von der Qualität der Luft, in der wir leben, können nicht »nicht atmen«, wenn sie stinkt, genauso wie wir Nahrung zurückweisen, die uns nicht schmeckt. So leiden denn in Gebieten mit hohen Schadstoffwerten der Luft zunehmend Kinder, alte und schwache Menschen an Atemwegserkrankungen. Wir stehen dem Problem hilflos gegenüber und beklagen, daß zuwenig gegen die fortschreitende Luftverschmutzung getan wird. Eine paradoxe Situation: Für das, von dem wir am stärksten abhängen und am direktesten betroffen sind, tragen wir am wenigsten Sorge. Sind wir dafür noch zuwenig sensibilisiert?

Ausdruck des Lebens

Wie wir leben, denken und fühlen, so atmen wir. Stundenlanges Sitzen, körperliche Anstrengung, Gefühle, wie zum Beispiel Wut, Freude und Angst oder Schock und Erregung, beeinflussen unsere Atmung. Sie wird flach, tief, stockend, langsam, schnell. Umgekehrt wirkt die Art der Atmung auf unser körperlich-seelisches Befinden. So können bestimmte Atemtechniken Gefühle auslösen, uns beruhigen, die Frequenz der Gehirnaktivität erhöhen oder reduzieren und so weiter.

Zwei Arten der Atemarbeit

Obwohl die Atmung unwillkürlich geschieht – wir atmen immer oder, anders gesagt, »es atmet uns« –, sind wir in der Lage, die Atmung vor allem auf zwei Arten zu beeinflussen.

Erstens mittels Atemtechniken: Der Atem wird kontrolliert, bestimmte Muskeln, wie zum Beispiel das Zwerchfell, werden trainiert, es wird beim Atmen gezählt und so weiter. Atemtechniken sollten nur unter kundiger Leitung und ohne Anstrengung und Leistungsdruck erlernt werden, um Schädigungen auszuschließen. Im Yi Jin Jing können Atem und Körperbewegungen verbunden werden, wobei der Atemrhythmus das Tempo der Ausführung bestimmt.

Zweitens mittels Beobachtung: Wir richten unsere Aufmerksamkeit auf den Atemfluß, ohne diesen aber willentlich zu kontrollieren oder zu steuern. Schon diese Wahrnehmung verändert die Atmung. Sie wird in der Regel tiefer, ruhiger, entspannter. Obwohl dies scheinbar einfach ist, haben viele Menschen zu Beginn Mühe, wach bei der Atmung zu bleiben, ohne sie zu verändern. Uns dem zuzuwenden, was ohnehin geschieht, ist ein Weg zur Meditation. Wir schalten »auf Empfang« und lassen uns atmen. Die Aktivität im Zentralnervensystem und Gehirn reduziert sich auf ein Minimum, die Großhirnrinde regeneriert sich optimal. Gleichzeitig steigern sich unsere Sensibilität und Empfänglichkeit. Wir fühlen uns erfrischt, entspannt, wach, gelassen und ausgeglichen.

Atmung und Qi-Fluß

In unseren Übungen wie auch im Qi Gong oder Taijiquan geht es nicht nur um rein physiologisch-biologische Vorgänge im Körper, sondern um tiefere Bewegungen. So ist auch das Atmen mehr als die Lungen- und Gewebsatmung. Die Atmung beeinflußt die Qi-Bewegung in den Meridianen und Gefäßen und stimuliert den Energiefluß. Das aufmerksame Begleiten der Atembewegung stimuliert den Qi-Fluß und ist gleichzeitig ein Mittel zur Konzentration, Sammlung und Entspannung.

Atmung und Meditation

Wir richten vor den Übungen eine Weile die Aufmerksamkeit auf die Atembewegung, denn es ist einfacher, den Geist dort zu sammeln, als an nichts zu denken. Hellwach dabei zu sein, ohne etwas zu tun, nur zu beobachten, zu spüren, wie der Atem sanft aus- und einfließt, führt uns in einen tieferen, meditativen Bewußtseinszustand, und die nachfolgenden Bewegungen gewinnen eine besondere Qualität. Sie sind dann mehr als reine Körperübungen. Ein Raum tut sich auf, in dem bewußte Wahrnehmung möglich und der dynamische Wechsel von Yin und Yang als Lebensprinzip konkret spürbar wird. Das wiederholte Hineingehen in diesen Raum öffnet uns allmählich für das Wunder des Lebens, für die Kräfte in uns und außerhalb von uns, die am besten wirken, wenn wir uns nicht einmischen, sondern einfach wach und durchlässig sind für die universelle Lebenskraft. Wir schweben nicht aufgelöst und entrückt auf einer Wolke, sondern stehen mit beiden Füßen auf dem Boden. Aus diesem Zustand erwächst Einsicht, intuitiv erst, vielleicht als Bild, als Empfindung und Regung wahrnehmbar. Das Gefühl, »ganz da« und mit allem verbunden zu sein als eine winzige und wichtige Einmaligkeit im großen Universum, ist beglückend und die Grundlage für einen achtsamen Umgang mit sich und der Umwelt.

Innere Erfahrung und äußeres Handeln

Wenn ich erfahre, daß ich eins bin mit allem und Teil des »großen Ganzen« – und dafür ist der bewußte Atem eine hilfreiche Methode –, werde ich für die Umwelt ebenso Sorge tragen wie für mich selbst. Wir leben in einer Zeit, in der es notwendig ist, spirituelle innere Erfahrung mit verantwortungsvollem äußerem Handeln zu verbinden, um unsere Lebensgrundlage zu schützen und vor weiterer Zerstörung zu bewahren. Wir sind nur in dem Maße gesund, in dem unsere Erde mit ihren Ressourcen gesund und im Gleichgewicht ist. Dafür können wir alle etwas tun.

Atemübungen

Die nachfolgenden Vorstellungsbilder können zusätzlich die Atmung vertiefen und den Qi-Fluß anregen. Bleiben Sie für einige Wochen während des bewußten Atmens bei derselben Vorstellung, bevor Sie zur nächsten übergehen. Beginnen Sie zuerst immer mit der Beobachtung des Atemflusses:

– Lassen Sie den Atem kommen und gehen, und nehmen Sie ihn wahr, ohne sich einzumischen. Sie brauchen ihn nicht zu kontrollieren oder ihn tiefer, langsamer, ruhiger zu machen. Überlassen Sie sich dem unwillkürlichen Rhythmus des Atems, und benutzen Sie Ihr Bewußtsein zur Wahrnehmung und positiven Zuwendung. Der Atem ist weich und rund. Atmen Sie, wenn möglich, durch die Nase mühelos und ohne Kraftanstrengung ein und aus, und gehen Sie nie bis zu den Grenzen der Lungenkapazität. So wird sich der Atem automatisch vertiefen.
– Stellen Sie sich vor und nehmen Sie wahr, wie nicht nur der Bauch, sondern auch die Lenden und der Rücken am Kreuz beim Einatmen sich ausdehnen und beim Ausatmen sich etwas zusammenziehen, aber »machen« Sie es nicht, und bleiben Sie dabei entspannt. Später nehmen Sie die Vorstellung hinzu, daß sich beim Einatmen Beckenboden (Damm) und Anus leicht ausdehnen und beim Ausatmen etwas einziehen. Führen Sie diese Bewegung eher mit Ihrer Vorstellungskraft aus als mit den Muskeln.
– Lassen Sie den Atem und das Qi in der Vorstellung beim Ausatmen über die Handflächen, die Fußsohlen und den Scheitelpunkt am Kopf (oder auch über das »Dritte Auge« zwischen den Augenbrauen) aus-

strömen und in die Umgebung abgeben und beim Einatmen über diese »Fünf Tore« zurück ins Dantian fließen.

– Lassen Sie beim Ausatmen das Qi zu den Muskeln, Sehnen und Faszien, zur Haut und darüber hinaus strömen und beim Einatmen hinein- und zurückfließen ins Dantian, in die inneren Organe und ins Knochenmark. Es ist, als seien Sie in einer Luftblase, die sich beim Ausatmen vergrößert und beim Einatmen zusammenzieht, langsam und weich. Jede Pore ihres Körpers wird durchlässig, und das »Beschützer-Qi«, das Sie wie eine Hülle umgibt und vor krankmachenden Einflüssen bewahrt, verstärkt sich.

Jede der oben beschriebenen Atemübungen kann auch für sich allein, zum Beispiel in einer Pause tagsüber, zur Entspannung und Sammlung ausgeführt werden.

Die Atmung im Yi Jin Jing

Bevor Sie mit den Bewegungsübungen beginnen, nehmen Sie sich einige Minuten Zeit, um Ihrem Atem nachzuspüren. Richten Sie die Gedanken auf den Vorgang des Ein- und Ausatmens. Sie kommen allmählich zur Ruhe, die Atmung vertieft sich von selbst, und der Qi-Fluß wird angeregt.

Eine tiefe Zwerchfell- oder Bauchatmung ist die Grundlage aller Übungen. Legen Sie Ihre Hände auf den Bauch, etwas unterhalb des Nabels (Dantian), und spüren Sie die Bewegung der Bauchdecke, die durch das Heben und Senken des Zwerchfells entsteht. Der Atem sinkt vom Brust- in den Bauch-/Beckenraum. Durch diese tiefe, entspannte Atmung sammelt sich das Qi im Dantian.

Lernen und üben Sie zuerst die Bewegungsfolgen, ohne auf den Atem zu achten und ohne das Qi bewußt zu lenken. Nach einiger Zeit, wenn Ihnen die Bewegungen vertraut sind und Sie sich gut im Dantian sammeln können, beginnen Sie, sowohl den Atem als auch die Lenkung des Qi durch die Vorstellungskraft und die Körperbewegung miteinander zu koordinieren. Sie atmen dann während der Anspannung aus und führen das Qi in Ihrer Vorstellung zur Stelle im Körper, die Sie gerade bewegen. Während der Entspannung atmen Sie ein und lenken das Qi zurück ins Dantian.

Weitere Hinweise zur Atmung und Bewegung finden Sie in den Beschreibungen der 24 Bewegungsfolgen. Wenn Ihnen dies schwerfällt und Sie unsicher sind, führen Sie einfach die Bewegungen in aller Ruhe aus, bleiben dabei in Ihrer Mitte und lassen den Atem frei fließen. Ganz allmählich – das kann Monate oder Jahre dauern – verbinden sich Atem, Vorstellungskraft, Qi-Fluß und Körperbewegung mühelos und werden zur Selbstverständlichkeit. Bis dahin gilt der Grundsatz: Gehen Sie in allen Übungen nur so weit, daß Sie sich nicht überanstrengen, der Atem ohne Stocken fließt, der Geist sich beruhigt und wach zuschauen kann, wie Sie üben und welche Wirkung sich heute einstellt. So bleibt das Üben lebendig, und Sie haben Freude daran.

Stehen

Stehen im Alltag

In unserer modernen Welt hat das Stehen keinen besonderen Wert. Aber wir verbringen jeden Tag Stunden im Stehen, zu Hause und im Beruf, wobei wir uns selten bewußt sind, *wie* wir stehen. Erst wenn die Beine müde werden und das Kreuz schmerzt, spüren wir die Folgen einer falschen Stehhaltung. Durchgestreckte Knie und einseitige Belastung bringen das Becken in eine Kipplage, die Lendenwirbelsäule wird zusammengestaucht, Spannungen und Schmerzen im Rücken sind die Folgen, die bis zu Versteifungen und Schädigungen der Wirbelsäule und der Gelenke führen können. Viele, auch jüngere Menschen, leiden unter diesen Haltungsschäden.

Verbindung zur Erde

Zum körperlichen Aspekt gesellt sich ein weiterer, der mit dem Stehen zu tun hat und nicht zu unterschätzen ist: der Kontakt zum Boden oder die Verbindung zur Erde. Wir haben in der städtischen Wohn- und Lebensform den Bezug zur Mutter Erde weitgehend verloren. Wir gehen nicht mehr barfuß über Wiesen und durch Wälder, sondern hasten über Asphalt und Beton. Das Gefühl, von der Erde getragen, genährt zu werden, ist uns abhanden gekommen. Wir kennen keine Rituale mehr, wie sie sich afrikanische, indianische und asiatische Kulturen noch bewahrt haben, um den Bezug zur Erde zu erhalten und zu erneuern. In Redewendungen wie »entwurzelt sein«, »mit beiden Füßen auf dem Boden stehen« wird der Zusammenhang von Lebensgefühl und Erdverbundenheit deutlich. In den Kulturen Chinas und Japans gehört Geerdetsein zur Entwicklung der Mitte des Menschen (Hara). Richtiges Stehen ist oft Voraussetzung für die Zentrierung des Menschen in seiner Mitte und Grundlage vieler Gesundheits- und Meditationsübungen. Deutlich wird dies in den Kampfkünsten, die immer auch eine geistige Übung sind: Wer keinen guten Stand hat, verliert schnell sein Gleichgewicht und kann in der Auseinandersetzung nicht bestehen, das heißt, seinen *Standpunkt* nicht bewahren.

Der richtige Stand

Wie sieht richtig geübtes Stehen aus, und welche Wirkung hat es auf unser Wohlbefinden? Menschen sogenannter primitiver Kulturen, Übende asiatischer Kampfkünste und kleine Kinder, die gerade das Stehen beherrschen, haben eine natürliche Grundhaltung gemeinsam: Sie stehen breit, mit gebeugten Knien. Dadurch ist der Körperschwerpunkt näher beim Boden und die Standfläche größer als beim Stehen mit durchgestreckten Beinen; das Becken wird unten leicht nach vorn gezogen und richtet sich auf. Als Folge davon verlängern und entspannen sich die Lendenwirbelsäule im Kreuz, die Brustwirbelsäule und der Nacken – der Mensch steht »im Lot«. Die Knochen werden in eine optimale Lage gebracht, so daß weniger Muskelkraft für die aufrechte Haltung benötigt wird. Der Schwerpunkt ist im Bauch-/Beckenraum, der Kopf wird leicht: Eine natürliche Entspannung ist die Folge. Eine gesunde Wirbelsäule mit ihren Nerven und Energiebahnen ist Voraussetzung für unser Wohlbefinden und unsere Vitalität. In einer aufrechten und beweglichen Wirbelsäule fließen Informationen und Energien ungehinderter als in einem verspannten und schwachen Rücken.

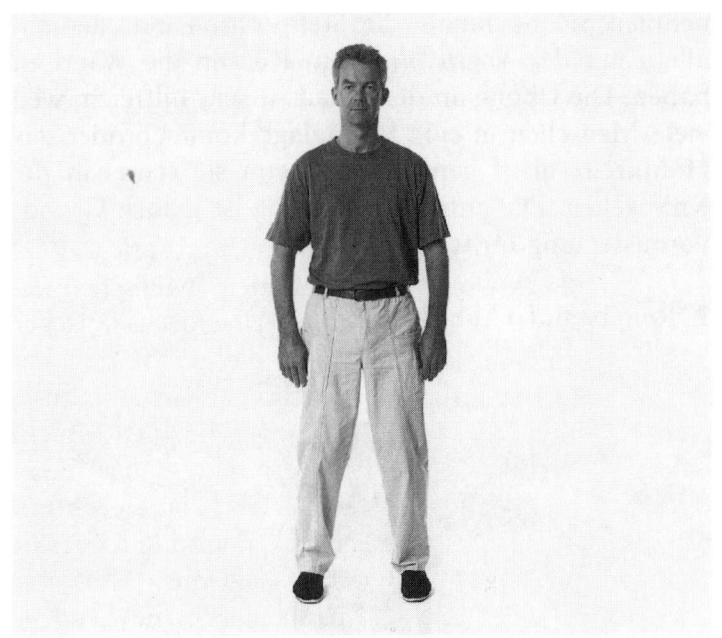

Abb. 1

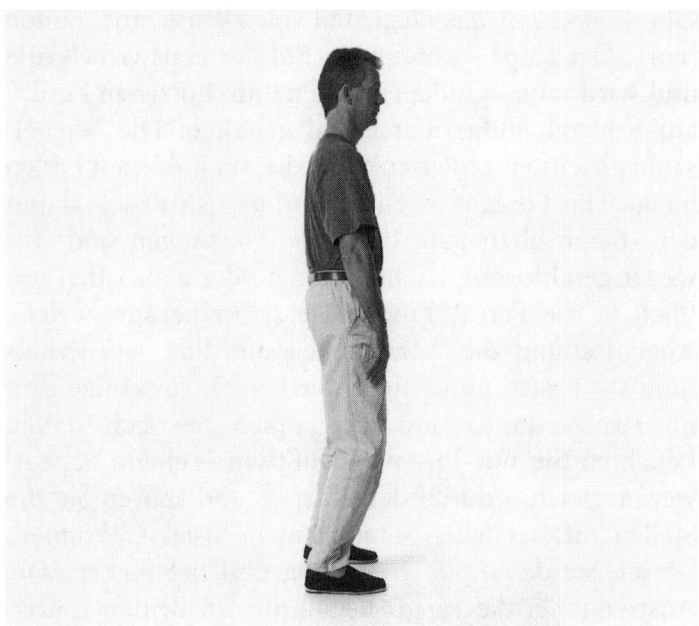

Abb. 2

Die drei Grundstellungen
im Yi Jin Jing

Machen Sie sich zuerst mit diesen Grundstellungen vertraut, denn sie sind das Fundament, auf dem die weiteren Übungen aufbauen. Die Arten des Stehens ähneln den Stellungen im Qi Gong und Taijiquan.

1. Parallelstand (Abb. 1+2)

Die Außenkanten der Füße sind parallel, die Füße stehen unter den Schultern (oder Hüften). Die Fußsohlen sind gleichmäßig belastet. Stellen Sie sich drei Bereiche vor, auf die das Körpergewicht verteilt ist: Ferse, Fußballen hinter der großen Zehe, Fußballen hinter der kleinen Zehe. Die Zehen sind entspannt. Beugen Sie leicht die Knie, bis sie senkrecht über den Zehenspitzen sind. Das Becken kippt dabei unten etwas nach vorn, und die Lendenwirbelsäule im Kreuz dehnt sich leicht. Dieser Bereich des unteren Rückens entspannt sich. Streichen Sie ein paarmal mit den Händen übers Kreuz hinunter zum Becken, so als ob Sie den Staub abwischten, der sich dort angesammelt hat. Lassen Sie Bauch und Gesäß locker. Der Oberkörper ruht aufrecht über dem Becken, getragen von der Wirbelsäule. Das Brustbein ist leicht eingesunken, der Raum zwischen den Schulterblättern vergrößert sich, die Ellbogen drehen sich etwas nach außen, Unterarme und Hände hängen lose neben dem Körper, und die Achselhöhlen sind »mit Luft gefüllt«. Diese Haltung des

Oberkörpers ist das Gegenteil von »Brust raus, Bauch rein«. Der Kopf »schwimmt« auf der Halswirbelsäule und wird vom »goldenen Faden« am höchsten Punkt, am Scheitel, aufgerichtet und gehalten. Die Wirbelsäule gleicht einer Perlenkette, die am goldenen Faden hängt. Das Gesicht ist entspannt, der Ausdruck ähnelt der »Bereitschaft zum Lächeln«. Die Augen sind entweder geschlossen, leicht geöffnet oder ganz offen mit Blick in die Ferne. Finden Sie selbst heraus, welche Augenstellung die Achtsamkeit auf Ihre Körperhaltung am besten unterstützt. Bleiben Sie für einige Zeit im Parallelstand, und entspannen Sie sich dabei. Leuchten Sie mit Ihrem Bewußtsein – einem Scheinwerfer gleich – durch den Körper, und spüren Sie die Stellen auf, bei denen Sie noch mehr loslassen können. Lassen Sie den Atem frei, ruhig und tief fließen. Die Anstrengung, die Sie zu Beginn in den Beinen spüren mögen, vergeht bald. Diese werden stärker und können das Gewicht des Körpers leichter tragen und an den Boden abgeben. Üben Sie den Parallelstand zwischendurch an der Wand. Dann können Sie feststellen, ob Ihr Oberkörper und Ihre Wirbelsäule aufgerichtet sind. Plazieren Sie die Füße ein paar Zentimeter von der Wand entfernt, damit Sie die Knie biegen und über die Zehen bringen können. Spüren Sie die Bewegungen, die Sie tun müssen, um die Lendenwirbelsäule, die Brustwirbelsäule und den Nacken näher an die Wand zu bringen. Gehen Sie etwas höher und tiefer, und finden Sie die optimale Stellung heraus. Erproben Sie es spielerisch und mit Vorsicht. Es geht nicht darum, den Rücken in eine Gerade zu zwingen – die Wirbelsäule ist von Natur aus leicht gebogen –, sondern alles bewußt zu erspüren und Ihrem Körper die Information über die aufrechte Haltung zu vermitteln. Gehen Sie anschließend etwas von der Wand weg, und

nehmen Sie nochmals die Stehposition ein, diesmal allein mit der *Vorstellung*, am Rücken die Wand zu haben. Die Übung an der Wand ist sehr hilfreich, weil viele Menschen in eine Schräglage kommen oder das Hohlkreuz noch vergrößern, wenn sie etwas in die Knie gehen. Die aufrechte Haltung ist jedoch Grundvoraussetzung für weiteres Üben.

2. Reiterstand (Abb. 3)

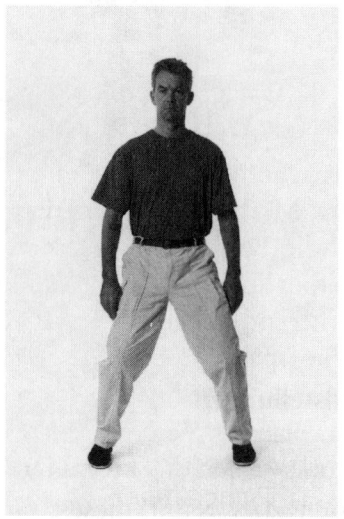

Abb. 3

Dieser Stand verlangt etwas mehr Kraft in den Beinen. Üben Sie ihn regelmäßig, damit die Beinmuskeln stark und die Gelenke beweglicher werden. Starke Wurzeln – das sind die Beine – halten einen Baum auch im Sturm. Die breitere Reiterstellung öffnet die Fuß-, Knie- und Hüftgelenke und stärkt die Muskeln, Sehnen, das Bindegewebe und die Knochen. Der Schwerpunkt liegt tiefer, die Standfläche ist breiter. Der richtige Abstand der Füße beträgt mindestens eine Unterschenkellänge.

Die Kunst des Übens

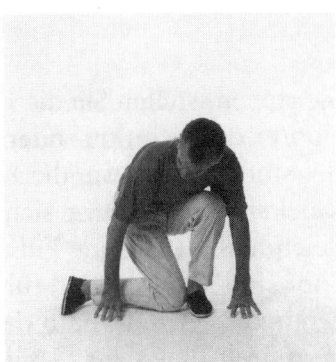

Abb. 4

Sie finden ihn, indem Sie ein Knie zur anderen Ferse bringen (Abb. 4), es dann aufstellen, die Füße auf gleicher Höhe ausrichten und parallel stellen. Eine andere, einfachere Methode ist, vom Parallelstand ausgehend einmal die Fersen und wieder die Zehen auszudrehen, bis die Füße wieder parallel, aber weiter voneinander entfernt stehen. Beugen Sie die Knie (Sie sitzen auf einem imaginären Pferd oder einem »Luftsattel«) maximal so weit, daß sie hinter den Zehenspitzen bleiben. Bringen Sie die Knie – soweit es leicht geht – nach außen über die Füße. Die Oberschenkel sind weit geöffnet. Die Stellung von Becken, Oberkörper und Kopf ist dieselbe wie im Parallelstand. Achten Sie besonders auf die Entspannung in der Lendenwirbelsäule, im Gesäß und in der Hüfte. Die anfängliche Spannung in den Leisten, um die Hüftgelenke und in den Oberschenkeln läßt mit fortschreitendem Üben nach.

Hinweis:
In der Ruhestellung sind die Füße parallel. Wenn Sie das Gewicht jedoch verlagern (Übungen 7, 9, 10, 12, 17), drehen Sie die Füße auf den Fersen etwas nach außen. Die Knie schieben sich dann während der Gewichtsverlagerung über die Füße.

Übung für den Reiterstand:
Baum umarmen (Abb. 5)
Die Arme sind in den Ellbogen leicht gebeugt nach vorn gebracht. Die Hände zeigen auf Schulterhöhe mit den Innenflächen zum Gesicht. Die Ellbogen hängen leicht und sind tiefer als Schultern und Hände. Die Finger sind wenig, die Daumen mehr abgespreizt. Die Schultern hängen entspannt. Sie umarmen einen großen, kräftigen Baum. Schauen Sie in die Ferne, lassen Sie den Atem ruhiger und tiefer werden, und konzentrieren Sie sich auf das Dantian. Stehen Sie, solange Sie sich dabei wohl fühlen. Führen Sie dann die Hände vor die Brust, und drücken Sie sie sanft hinunter zum Bauch.

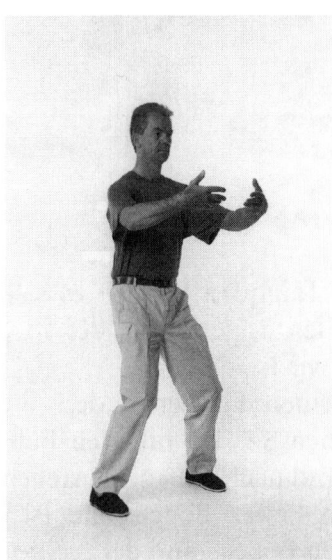

Abb. 5

Für den Alltag

Wann immer Sie stehen, stellen Sie die Füße auseinander, so daß sie unter den Schulter- oder Hüftgelenken und fast parallel sind. Beugen Sie die Knie leicht, die Haut in den Kniekehlen entspannt sich. Verteilen Sie das Gewicht gleichmäßig auf beide Füße; Oberkörper, Nacken und Kopf sind aufrecht und fühlen sich leicht an. Der Schwerpunkt liegt unterhalb des Nabels. Das erdet Sie und vermittelt Ihnen das Gefühl, getragen zu sein. Nehmen Sie diese Haltung ein, wenn Sie zum Beispiel die Zähne putzen, Gemüse schneiden, auf den Zug warten, mit jemandem sprechen und so weiter.

Die folgenden einfachen Übungen helfen Ihnen, den Kontakt mit dem Boden zu intensivieren und ein sicheres Gefühl für die aufrechte, entspannte Haltung und das Gleichgewicht zu entwickeln. Prägen Sie sich den Parallelstand ein, dann können Sie ihn überall anwenden.

Vorstellungshilfen

Führen Sie dieselbe Übung während mehrerer Tage für einige Minuten aus, bevor Sie zur nächsten wechseln, und finden Sie heraus, welche für Sie die beste Wirkung zeigt. Nehmen Sie den Parallelstand ein, schließen Sie die Augen und:

- Verwandeln Sie sich in der Vorstellung in Ihren Lieblingsbaum, fest im Boden verwurzelt. Was ist das für ein Baum? Wo steht er? Wie duftet er?
- Lassen Sie die Energie beim Ausatmen vom Dantian über die Beine, Füße, Fußsohlen in den Boden und beim Einatmen aus der Erde über die Fußsohlen und die Beine zurück in Ihre Mitte fließen.

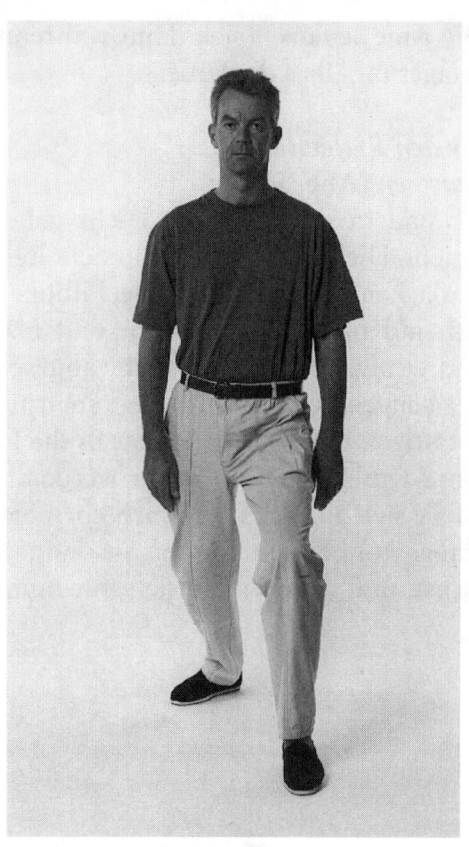

Abb. 6

3. Bogenstand (Abb. 6)

Anders als im Taijiquan handelt es sich hier um den großen, schmalen Bogenstand, der in der Übung 21 eingenommen wird.

Setzen Sie einen Fuß etwa drei Fußlängen nach vorn, und drehen Sie den hinteren Fuß auf der Ferse maximal 45 Grad nach außen. Sie stehen praktisch auf einer Linie. Im linken Bogenstand ist der linke Fuß vorn, im rechten Bogenstand der rechte Fuß.

- Stellen Sie sich vor, ein goldener Faden hängt vom Himmel herab, und Ihr Kopf ist am höchsten Punkt des Scheitels daran befestigt. Sie werden wie eine Marionette von oben gehalten und sind mit den Füßen im Kontakt zum Boden. Sie sind »mit Himmel und Erde verbunden«.
- Stellen Sie sich vor, wie Wurzeln aus Ihren Fußsohlen tief in den Boden wachsen, Ihnen Halt und Nahrung aus der Erde geben.
- Stellen Sie sich vor, oder – noch besser – probieren Sie folgendes: Sie stehen auf einem weichen, warmen Waldboden oder auf dem Sandstrand und Ihr Gewicht läßt die Füße bis über die Knöchel einsinken.
- Verlagern Sie Ihr Gewicht beim Stehen langsam etwas nach vorn, so daß die Fußballen und Zehen mehr zum Boden drücken, dann nach hinten, mehr auf die Fersen. Wiederholen Sie diese Gewichtsverlagerung einige Male. Die Fußsohle haftet immer vollständig auf dem Boden. Ohne zu stocken entsteht daraus ein Kreisen: Das Gewicht kommt mehr nach vorn, zur Außenkante des linken Fußes, zu dessen Ferse, zur Ferse des rechten Fußes und dessen Außenkante entlang nach vorn. Nach einigen Wiederholungen wechseln Sie die Richtung. Die Fußsohlen bleiben während der ganzen Zeit am Boden. Bringen Sie Ihre Aufmerksamkeit nach einer Weile – Sie kreisen immer noch – zum Bauchnabel, zu den Fingerspitzen, zum Kreuz, zwischen die Schulterblätter, zum Brustbein, zur Nasenspitze, zum Scheitel, zum goldenen Faden. Nehmen Sie wahr, wie all diese Punkte Kreise in der Luft beschreiben. Zum Schluß sinken Sie innerlich zurück zu den Fußsohlen und lassen das Kreisen allmählich kleiner werden, bis Sie irgendwann zum Stillstand kommen. Spüren Sie noch eine Weile in Ihre Stehposition hinein, und öffnen Sie dann die Augen.

Diese Übungen können jederzeit separat ausgeführt werden und stellen ein wunderbares Mittel zur Sammlung und Zentrierung dar: Sie sind mit Himmel und Erde verbunden und bei sich angekommen.

Meditation im Stehen:
Die Sinne öffnen

Parallelstand

Schließen Sie die Augen, und hören Sie alle Geräusche von nah und fern. Nach einer Weile können Sie alles gleichzeitig wahrnehmen. Unser Gehirn ist in der Lage, viele Sinneseindrücke auf einmal aufzunehmen. Wenn Sie aufhören, alle Wahrnehmungen mit dem Verstand zu benennen, zu ordnen und zu bewerten, gelangen Sie in einen tieferen Bewußtseinszustand. Sie stehen einfach da, sind offen und durchlässig, spüren gleichzeitig Ihre Mitte, den Herzschlag, die Erde, die Luft, hören alle Geräusche, riechen, schmecken und – wenn Sie die Augen öffnen – schauen mit »weichem Blick«, ohne etwas zu fixieren. Diese Gleichzeitigkeit der Erfahrung – nicht des intellektuellen Verstehens und Interpretierens – bringt Sie ins Hier und Jetzt. Zum Abschluß räkeln und strecken Sie sich ganz langsam und gähnen. Probieren Sie diese Meditation aus, und geben Sie sich dafür einige Minuten. Achten Sie darauf, wie Sie sich hinterher fühlen. Haben Sie etwas Geduld, und seien Sie zufrieden, wenn Sie teilweise, für kurze Momente, die »Gleichzeitigkeit der Erfahrungen« erleben. Schon diese sind es wert, sich immer wieder darauf einzulassen.

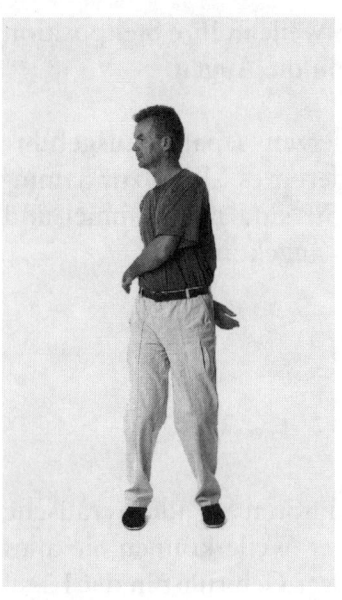 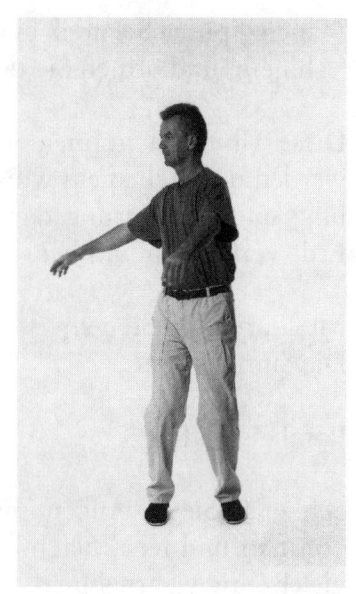 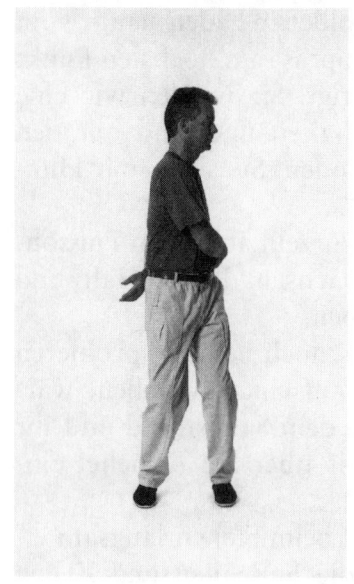

Abb. 1 Abb. 2 Abb. 3

Übung im Stehen:
Den Körper um die Achse drehen

Parallel- oder Reiterstand

1. Stellen Sie sich vor, Ihre Wirbelsäule ist nach unten tief in die Erde und nach oben zum Himmel verlängert. Sie ist die Achse, um die Sie Becken, Oberkörper und Kopf (die Augen sind offen) als Einheit hin- und herzudrehen beginnen (Abb. 1, 2, 3).
2. Die Füße liegen dabei flach auf und sind mit dem Boden verwurzelt, das Gewicht bleibt in der Mitte.
3. Die Arme hängen erst locker seitlich herab wie schwere Taue.
4. Drehen Sie sich allmählich etwas schneller.
5. Die Arme geraten in Bewegung, kommen hoch und treffen auf Bauch und Rücken. Diese Bewegung ist passiv.
6. Nach 8 bis 32 Drehungen werden Sie allmählich langsamer – die Arme fliegen nicht mehr so hoch –, bis Sie wieder zur Ruhe kommen.
7. Spüren Sie nochmals in Ihre Wirbelsäule, stellen Sie sich die verlängerte Achse vor, und atmen Sie einige Male ruhig ins Dantian hinein.

Wirkung:
Lockert den ganzen Körper, massiert die inneren Organe, entwickelt das Gefühl für den sicheren Stand und die senkrechte Achse (Verbindung von Himmel und Erde), fördert den Energiefluß.

Die Kunst des Übens

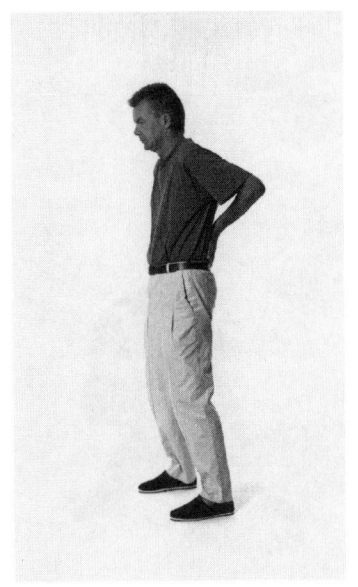 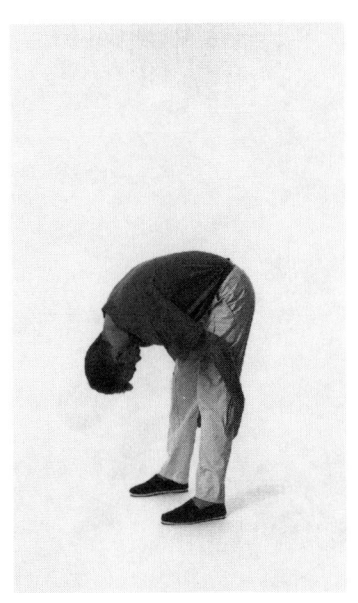 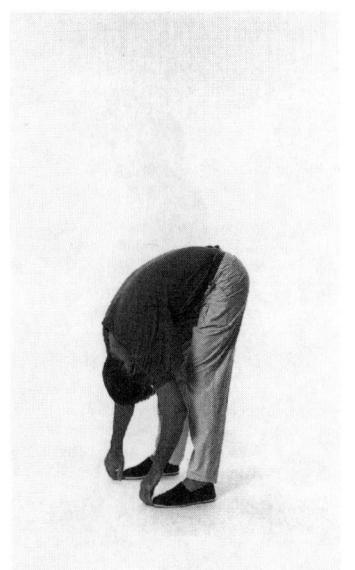 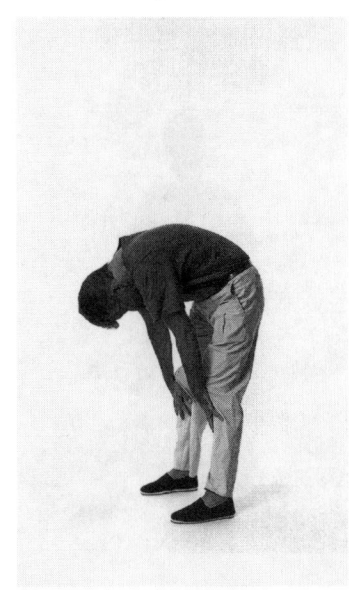

Abb. 1 Abb. 2 Abb. 3 Abb. 4

Sanfte Streich- und Dehnungsübungen

Parallelstand

1. Streichen Sie mit den flachen Händen vom Kreuz aus (Abb. 1) der Rückseite der Beine entlang (Abb. 2) bis zu den Füßen (Abb. 3) und an den Vorderseiten der Beine entlang wieder hoch (Abb. 4) zum Dantian. Beim Hinunterstreichen atmen Sie aus, beim Hochkommen ein.
2. Von dort streichen Sie über die Seiten zum Rücken und Gesäß und die Beine wieder hinunter.
3. Wenn Sie sich dehnen möchten, lassen Sie die Beine dabei gestreckt. Sonst können Sie die Knie leicht beugen, damit Sie bis zu den Füßen hinunterkommen. Der Kopf hängt locker.
4. Nach einigen Wiederholungen streichen Sie an den Außenseiten der Beine entlang hinunter (Yang-Meridiane) und an den Innenseiten hinauf (Yin-Meridiane).
5. Wiederholen Sie auch dies einige Male.

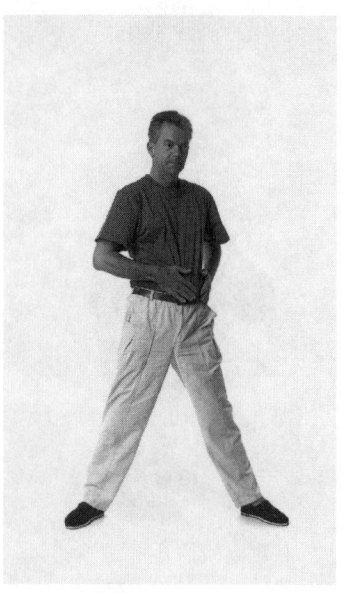 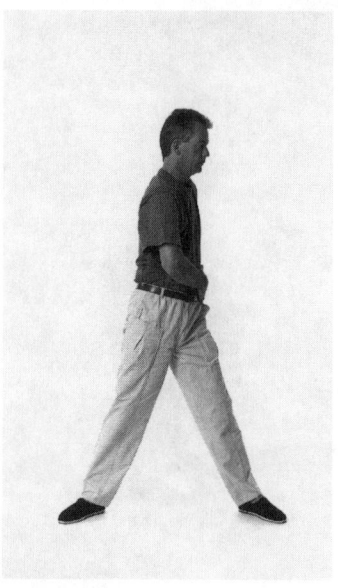 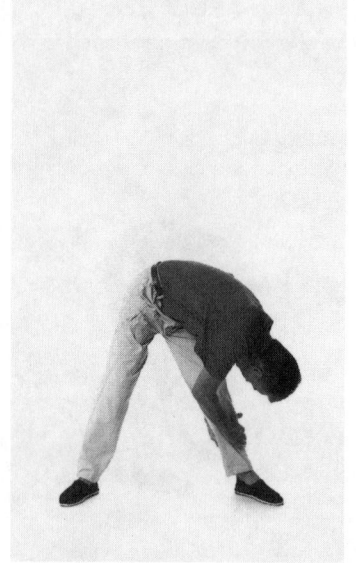 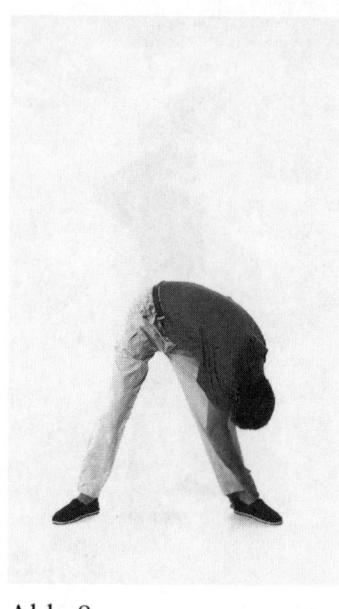

Abb. 5   Abb. 6   Abb. 7   Abb. 8

Reiterstand, Füße leicht ausgedreht

1. Legen Sie die rechte Hand aufs Dantian, die linke aufs Kreuz, und drehen Sie den Oberkörper schräg nach links (Abb. 5).
2. Verlagern Sie zwei Drittel Ihres Gewichts auf den linken Fuß (Abb. 6).
3. Streichen Sie mit der rechten Hand an der Vorderseite, mit der linken Hand an der Rückseite des linken Beines entlang hinunter (Abb. 7, 8) und wieder hinauf.
4. Drehen Sie den Oberkörper nach vorn, das Gewicht kommt zur Mitte.
5. Gleichzeitig streicht die linke Hand über die Seite zum Dantian und die rechte vom Dantian zum Kreuz.
6. Drehen Sie den Oberkörper schräg nach rechts, und verlagern Sie zwei Drittel Ihres Gewichts auf den rechten Fuß.
7. Streichen Sie mit der linken Hand nach vorn und mit der rechten Hand hinten am rechten Bein entlang hinunter und hinauf.
8. Das Gewicht kommt zurück zur Mitte.
9. Wiederholen Sie die Übung einige Male.

Führen Sie die Streichbewegungen sanft und gleichmäßig aus: mit dem Ausatmen hinunter, mit dem Einatmen hinauf, ohne zu stocken.

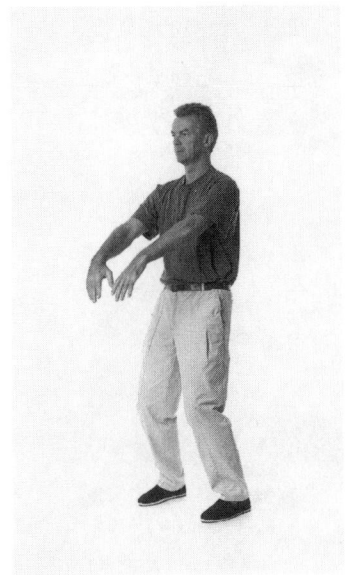 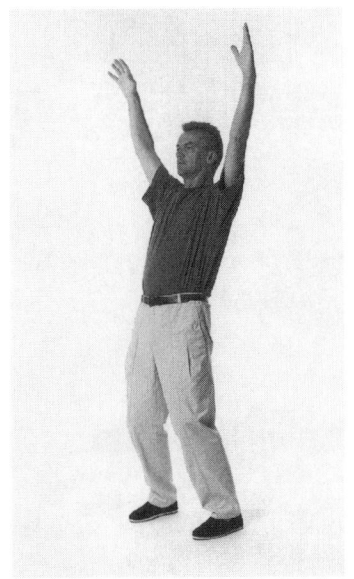 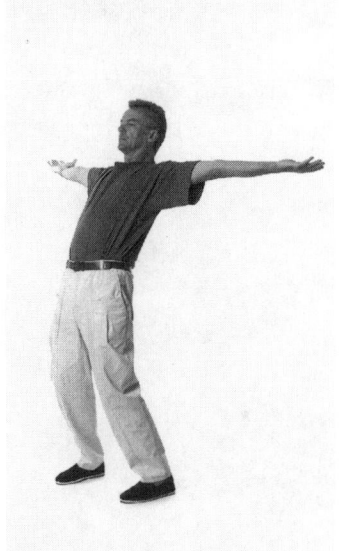 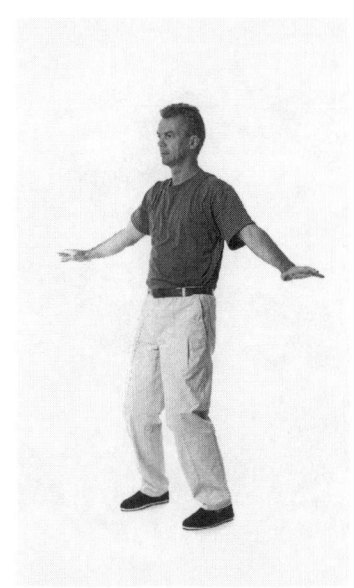

Abb. 9 Abb. 10 Abb. 11 Abb. 12

Parallelstand

1. Heben Sie die gestreckten Arme nach vorn (Abb. 9) über den Kopf (Abb. 10), und öffnen Sie sie seitlich nach außen auf Schulterhöhe, die Handflächen schauen zum Himmel (Abb. 11).
2. Dabei beugen sich die Knie leicht, das Brustbein kommt nach vorn; das Steißbein wird eingezogen und kippt das Becken. Sie stehen in einem großen, leicht geschwungenen Bogen von den Fersen bis zum Nacken, der Kopf bleibt aufrecht, der Blick ist nach vorn gerichtet.
3. Während dieser Bewegung atmen Sie ein.
4. Im fließenden Übergang atmen Sie aus, drehen dabei die Handflächen nach unten und senken die Arme seitlich (Abb. 12), bis sie wieder neben dem Körper hängen.
5. Das Becken kippt zurück, der Rücken wird gerade, Sie stehen aufrecht.
6. Wiederholung.

Hinweis:
Diese Bewegungen können separat beliebig oft wiederholt werden. Sie eignen sich vorzüglich zur Aufwärmung und sanften Dehnung des ganzen Körpers, zum Beispiel morgens nach dem Aufstehen, vor Yi Jin Jing- oder anderen Übungen.

Vierter Teil

Praktische Hinweise

Praktische Hinweise

Die folgenden Hinweise sollen Ihnen helfen, sich innerlich und äußerlich auf das Üben einzustimmen. Wenn Sie sie beachten, wird Ihnen das Üben noch leichter fallen, mehr Freude bereiten und eine gute Wirkung haben. Am wichtigsten ist regelmäßiges, auf die persönlichen Umstände zugeschnittenes Üben.

Zur Übungspraxis

Wann, wie lange, wie oft?

Grundsätzlich können Sie zu jeder Tageszeit üben. In den Zeiten der Morgen- und Abenddämmerung ist der Energiefluß im Makrokosmos dem Üben besonders förderlich. Es ist aber jede Tageszeit, zu der Sie ungestört üben können, geeignet, so zum Beispiel am Morgen nach dem Aufstehen, am Abend vor dem Schlafengehen oder in einer Pause tagsüber. Es ist hilfreich, wenn Sie mehr oder weniger zur gleichen Tageszeit üben, damit sich ein Rhythmus entwickelt. Betrachten Sie zu Beginn diese Übungszeit als einen festen Termin in Ihrem Tagesablauf.

Sie können auch täglich mehrmals üben. Überlegen Sie sich am Anfang genau, wieviel Zeit Sie für das Üben zur Verfügung haben, und nehmen Sie sich nicht zuviel vor! Eine realistische Einschätzung Ihrer Möglichkeiten bewahrt Sie vor Enttäuschungen und ist eine gute Voraussetzung, damit das Üben zur Gewohnheit wird.

Die Übungsdauer ist nicht vorgeschrieben und hängt davon ab, wie oft Sie die einzelnen Bewegungen wiederholen, wie viele Übungen Sie ausführen und wie lang die Pausen dazwischen sind. Gerade Anfängerinnen und Anfänger brauchen aber eine gewisse Zeit, bis sie sich entspannen und den Alltag hinter sich lassen können.

Üben Sie nicht mit vollem Magen, das heißt ein bis zwei Stunden nach einer normalen Mahlzeit, und leeren Sie vor dem Yi Jin Jing Blase und Darm. Morgens können Sie nüchtern üben oder etwas Flüssigkeit zu sich nehmen, um die Magen-Darm-Tätigkeit anzuregen, zum Beispiel warmen Tee, verdünnten Fruchtsaft oder Wasser.

Draußen

Wählen Sie einen Ort, der windgeschützt, ohne starke Sonnenbestrahlung und nicht zu heiß ist und an dem Sie ungestört üben können, zum Beispiel einen ruhigen Platz in Wiese, Wald oder Park. Die Blumen, Büsche und Bäume geben Qi an die Umgebung ab, und Sie nehmen während des Übens etwas davon auf. In China üben deshalb viele Menschen im Freien in der Nähe von Pflanzen, auf einer Wiese oder am Wasser, weil sie spüren, wie das Qi des Ortes ihnen guttut.

Drinnen

Unsere Übungen benötigen wenig Platz, und eine kleine Ecke in Ihrer Wohnung, im Büro reicht dafür aus. Lüften Sie das Zimmer, und rücken Sie, wenn nötig, Tisch und Stühle zur Seite. Wichtig ist, daß Sie während der ganzen Übungszeit völlig ungestört sind, um sich ganz zu entspannen und loslassen zu können. Hängen Sie das Telefon aus, und bitten Sie Ihre Mitmenschen, Sie nicht zu stören.

Der rituelle Raum

Eine kleine Veränderung – Blumen, eine Kerze, ein Bild, Musik – verwandelt Ihr Zimmer in einen speziellen Übungsplatz oder einen »rituellen Raum«, in dem Sie sich wohl fühlen. Das Dekorieren mit Blumen, das Anzünden der Kerze, das Musikauflegen werden zum täglichen Ritual, während dessen Sie sich auf das Üben einstimmen. Sie können sich diesen Raum auch im Innern schaffen, was auf Reisen, in fremder Umgebung oder bei Zeitmangel sehr hilfreich sein kann. Sie schließen dafür die Augen und lassen aus Ihrer Erinnerung einen schönen Ort entstehen, den Sie kennen und an dem Sie sich sehr gut fühlten – am Meer, in den Bergen, in einer Waldlichtung, in einer Kirche, in einem außergewöhnlichen Raum. Stellen Sie sich diesen Ort, wenn er vor Ihrem inneren Auge erscheint, möglichst genau vor: Farben, Geräusche, Gerüche, Menschen, die sich dort aufhalten, Ihre Gefühle dazu. Nach kurzer Zeit haben Sie sich vom Alltag gelöst und können mit den Übungen beginnen.

Das bewußte Einrichten oder Vorstellen und Aufsuchen eines rituellen Raumes – sei es draußen in der Natur, drinnen im Haus, oder in der Vorstellung – fördert ganz erheblich die Qualität der Übung.

Stille, Geräusche, Musik

Die alten Chinesen nahmen ihre Singvögel im Käfig mit in den Park, und deren Gesang begleitete ihre Übung. Heute tönt in China oft Musik oder eine Stimme, die durch Zählen den Takt vorgibt, aus einem Kassettenrecorder. Überlegen Sie sich, was Sie zum Üben am liebsten hätten: Stille, Naturgeräusche oder Musik? Alles, was das Üben unterstützt und nicht davon ablenkt, ist gut und kann verwendet werden. Oft sind die Geräusche unserer Umgebung störend, und es kann sinnvoll sein, Musik aufzulegen, um eine Übungsatmosphäre herzustellen. Auf dem Markt gibt es eine große Anzahl von klassischer, Ethno- und Meditationsmusik, und Sie werden bestimmt etwas finden, das Ihnen gefällt.

Kleidung

Tragen Sie beim Üben bequeme, lockere Kleidung, möglichst aus Naturfasern, die vor allem in der Taille nicht einengt, und Schuhe mit dünnen, flachen Sohlen, oder üben Sie barfuß, um den Boden besser zu spüren.

Unsicherheiten

Die Übungen sind leicht verständlich beschrieben und gut illustriert, so daß sie einfach zu erlernen sind. Gehen Sie behutsam vor, wenn Sie sich unsicher fühlen, ob Sie eine Übung richtig verstanden haben oder ob

Sie sie korrekt ausführen; vertrauen Sie auf die Weisheit Ihres Körpers. Wenn Sie sich Ihrer eigenen Möglichkeiten und Grenzen bewußt sind, sich beim Üben aufmerksam beobachten und nicht übertreiben, können Sie nichts falsch machen.

So leicht wie möglich

Gehen Sie bei den Dehnungen nie bis an die Grenze Ihrer Möglichkeiten, sondern nur so weit, daß Sie sich bei den Übungen noch wohl fühlen und frei atmen können. Überanstrengung führt zu Schmerzen und hemmt den Fluß des Qi. Für alle Bewegungen gilt: Nicht so angestrengt wie möglich, sondern so leicht wie möglich! Je nach körperlicher Verfassung stellen Sie Ihr Übungsprogramm zusammen, das hinsichtlich der Übungszeit und des Schwierigkeitsgrades der Übungen Ihren individuellen Bedürfnissen angepaßt ist.

Für Frauen

Frauen können auch während der Menstruation üben, konzentrieren sich aber bei starker Blutung und bei Bauchkrämpfen eher auf den Oberbauch und Brustbereich als auf das Dantian. Sie führen alle Bewegungen, die Kraft im Bauch-/Beckenraum und Drehungen im Kreuzbereich erfordern, sanft aus und nehmen den Reiterstand nur ein, wenn sie sich wohl fühlen.

Wann sollte nicht geübt werden?

Bei Fieber, Verletzungen, akuten Entzündungen und Erkrankungen sollten Sie nicht üben beziehungsweise einen Arzt konsultieren, um abzuklären, welche Übungen gemacht werden dürfen. Sie sollten bei Sturm, großer Hitze und Gewitter nicht üben, sondern warten, bis die Wetterlage wieder ausgeglichener ist.

Mentales Üben

Falls Sie durch Behinderung, Krankheit oder Unfall nicht stehen können oder an ein Bett gebunden sind, können Sie im Sitzen oder Liegen dennoch üben: Stellen Sie sich die Bewegungen, die Sie nicht ausführen können, einfach vor, und gehen Sie sie in Gedanken durch. Allein dies hat eine positive Wirkung für Geist und Körper.

Ein Geschenk an sich selbst

Wir erledigen am Tag tausend Dinge und vergessen dabei oft unsere Bedürfnisse. Wenn wir über längere Zeit mit dieser Haltung leben und arbeiten, werden wir unzufrieden und häufig auch krank. Die Übung ist ein Raum, wo wir den Alltag mit seiner Routine hinter uns lassen und die Zeit ganz uns gehört. Wir tun etwas Gutes für uns selbst.

Liebevolle Zuwendung

Wichtiger als verbissenes Üben und angestrengte Leistung sind die Freude am Üben und die Lust, sich selbst, seinen Körper immer wieder neu zu entdecken. In der inneren Haltung der liebevollen Zuwendung – sich selbst und anderen gegenüber – liegt größere Heilkraft als in einer technisch perfekt ausgeführten Bewegungsfolge. Seinen Körper annehmen, wie er ist, und sich nichts vormachen, immer wieder in sich hineinspüren, geduldig und ohne Erwartung üben – all das führt zur Kunst des »absichtslosen Übens« und birgt ein großes Potential an Überraschung, Lebendigkeit und Freude in sich.

Übung und Routine

Ist der Verstand nicht mehr mit dem Auswendiglernen der Bewegungsfolgen beschäftigt, besteht die Gefahr, daß Üben zur Routine wird. Oft hören die Leute nach einer Weile damit auf und suchen etwas Neues. Dabei fängt das richtige Üben erst an, wenn wir nicht mehr an die Bewegungen denken müssen, unser Geist auf Wahrnehmung umschalten kann und inneres Erleben möglich wird.

Achtsamkeit

Es ist nicht so einfach, an nichts zu denken und die unermüdlich kreisenden Gedanken wie ein Radio auszuschalten. Im Gegenteil: Je mehr wir versuchen, an nichts zu denken, desto mehr Dinge fallen uns ein. Deshalb ist es hilfreich, wenn wir unsere Aufmerksamkeit auf etwas Bestimmtes richten, einem gebündelten Lichtstrahl gleich, der eine Sache beleuchtet und alles andere im Dunkeln läßt. Das entwickelt unsere Konzentrationsfähigkeit, die wir im fortschreitenden Üben gezielt einsetzen können. Folgende Bereiche eignen sich besonders gut, um unsere Achtsamkeit darauf zu richten:

- Das Lesen der Übungsfolgen, deren Auswendiglernen und Ausführen nimmt zu Beginn die Aufmerksamkeit ganz in Anspruch.
- Den Atem zu beobachten hat eine entspannende und wohltuende Wirkung (siehe Seite 34).
- Die Achtsamkeit auf die Bewegung und die entsprechende Körperstelle zu lenken vermehrt das Qi am betreffenden Ort (siehe Seite 35).
- Die Konzentration auf das Dantian fördert Sammlung und Zentriertheit (siehe Seite 65).

Ein meditativer Bewußtseinszustand ist dann erreicht, wenn die Konzentration abgelöst wird durch eine mühelose und offene Achtsamkeit und wenn an die Stelle zielgerichteter Aktivität wache Präsenz tritt. Eine Übung (»Die Sinne öffnen«) finden Sie dazu auf Seite 41.

Das Üben in einer Gruppe

Das Üben zu zweit oder in einer Gruppe ist eine weitere Möglichkeit zur Vertiefung. Sie können gemeinsam die Übungen vergleichen, einander helfen und korrigieren. In einer Gruppe, in der alle aufmerksam dabei sind, erhöht sich die Konzentration, und es entsteht ein Energiefeld, das die einzelnen trägt und in ihrem Üben unterstützt. Überlegen Sie, ob nicht jemand aus Ihrem Bekanntenkreis Interesse hätte, mit Ihnen zu lernen und zu üben.

Übungsprogramme

Jede der 24 Bewegungsfolgen kann für sich allein geübt oder beliebig mit anderen kombiniert werden. Die Übungsprogramme sind als Vorschläge zu sehen, und deren Reihenfolge ist variabel. Entsprechend der Zeit, die Sie zur Verfügung haben, Ihrer körperlichen Verfassung und Ihren spezifischen Bedürfnissen können

Praktische Hinweise

Sie Ihr eigenes Übungsprogramm zusammenstellen und die folgenden Vorschläge dazu als Anregung verwenden. Beginnen und beenden Sie jedes Übungsprogramm immer mit der ersten Bewegungsfolge »Abrunden/Vervollständigen«.

Führen Sie die Bewegungen langsam aus, und spüren Sie ganz in sie hinein. Zu schnelle Bewegungen werden mechanisch und verlieren an Wirkungskraft.

Das Gesamtprogramm

Wenn Sie alle 24 Bewegungsfolgen ausführen, ist es sinnvoll, die Reihenfolge im Buch einzuhalten. Die Übungen sind aufeinander aufgebaut und entfalten dann die größte Wirkung.

Je nach Anzahl der Wiederholungen und je nach Länge der Pausen dauert das ganze Programm 30 bis 60 Minuten. Alle übrigen Zeitangaben sind lediglich als allgemeine Richtlinien zu verstehen.

Beispiel für ein 20-Minuten-Programm

Dieses Programm ist einfach und enthält zwölf grundlegende Übungen. (Die Ziffern beziehen sich auf die durchnumerierten Bewegungsfolgen ab Seite 59.)
1 – 2 – 3 – 4 – 5 – 6 – 7 – 10 – 16 – 18 – 20 – 22

Beispiel für drei 15-Minuten-Programme

1 – 2 – 3 – 4 – 5 – 6 – 16 – 20 – 22
1 – 2 – 5 – 6 – 7 – 8 – 9 – 10 – 12 – 15 – 16
1 – 2 – 7 – 8 – 9 – 10 – 11 – 12 – 14 – 15 – 16 – 18

Beispiel für zwei 10-Minuten-Programme

1 – 2 – 3 – 4 – 16 – 22
1 – 2 – 5 – 6 – 7 – 9 – 10 – 16

Die 15- und 10-Minuten-Programme eignen sich für Leute mit wenig Zeit, für das Üben während kurzer Pausen daheim oder im Büro.

Das individuelle Programm

Wenn Sie Ihr persönliches Programm zusammenstellen, ist es günstig, *alle* 24 Bewegungsfolgen zu kennen und geübt zu haben. Die Auswahl ist subjektiv, und die Programme werden dementsprechend ihre spezifische Wirkung haben. Sie brauchen die Gründe Ihrer Wahl nicht unbedingt zu kennen, vielleicht werden sie Ihnen im Laufe der Zeit bewußt. Experimentieren Sie, das weckt Ihre Spielfreude und zeigt interessante Resultate.

Stellen Sie Ihr Programm zusammen, zum Beispiel mit den Übungen,
– die Ihnen leichtfallen,
– die Ihnen schwerfallen (überanstrengen Sie sich nicht!),
– die Ihnen besonders viel Freude machen,
– die besonders wohltuend sind,
– Kombinationen.

Das Programm gegen spezielle Beschwerden

Sie können auch für ein Programm mit Übungen zusammenstellen, die zur Vorbeugung und Linderung bestimmter Beschwerden und Krankheiten beitragen. Verwenden Sie dazu die Angaben zu den Wirkungen bei den 24 Bewegungsfolgen und achten Sie auf das Resultat, das sich nach einiger Zeit einstellt.

Das Programm für einen bestimmten Zweck

Die Bewegungsfolgen haben neben spezifischen noch allgemeine Wirkungen und können auch für sich allein ausgeführt werden:

Lockerung
1, 3, 4, 11, 12, 18, 23, 24

Beruhigung/Sammlung/Entspannung
1, 2, 11, 15, 18, 19, 21, 24

Anregung/Belebung
3, 4, 5, 6, 14, 16, 17, 23

Stärkung/Dehnung der
– oberen Gliedmaßen
   7, 8, 9, 10, 11, 12, 14, 15, 16, 17, 18, 19

– unteren Gliedmaßen
   18, 20, 21, 22

Hüfte/Wirbelsäule
3, 4, 7, 10, 12, 13, 14, 17, 20, 21

Nährung/Stärkung der inneren Organe
2, 3, 4, 5, 6, 7, 11, 16, 17, 23, 24

Fünfter Teil

Yi Jin Jing – die 24 Bewegungsfolgen

Checkliste

- Lockere, bequeme Kleidung.
- Übungsort einrichten (für Ungestörtheit sorgen, genügend Raum schaffen, eventuell Musik auswählen).
- Füße parallel im schulterbreiten Abstand.
- Fußsohlen gleichmäßig belastet.
- Knie leicht gebeugt, nicht über die Fußspitzen hinausragend.
- Hüftgelenke in den Leisten leicht gebeugt wie beim Hinsetzen.
- Becken aufgerichtet, das heißt unten ein wenig vorgeschoben, oben zurückgenommen.
- Krümmung der Lendenwirbelsäule im Kreuzbereich ausgeglichen.
- Brust- und Halswirbelsäule (zwischen den Schulterblättern, am Nacken) locker aufgerichtet.
- Schultern entspannt, seitlich am Oberkörper vom Gewicht der Arme herabgezogen.
- Raum zwischen Schulterblättern geöffnet.
- Ellbogen ein wenig nach außen gedreht, Luft in den Achselhöhlen.
- Kopf ist leicht, hängt beim Scheitelpunkt am goldenen Faden.
- Augen offen oder geschlossen, Blick weich und geradeaus nach vorn gerichtet.
- Lippen lose aufeinander, Zunge am Gaumen, Stirn geglättet, Gesicht entspannt.
- Inneres Lächeln.
- Verbindung zum Himmel (goldener Faden) und zur Erde (Verwurzelung).
- Atem fließen lassen.

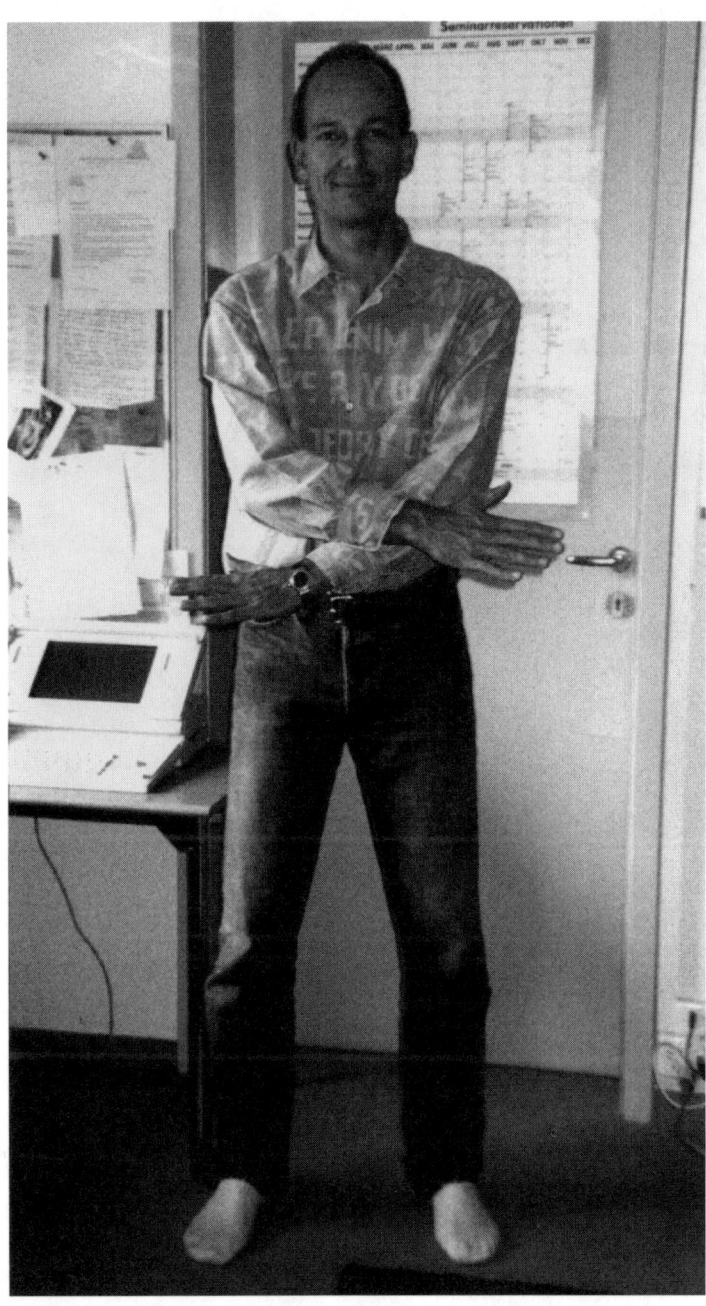

1

Abrunden / Vervollständigen

Übung 1: Abrunden/Vervollständigen

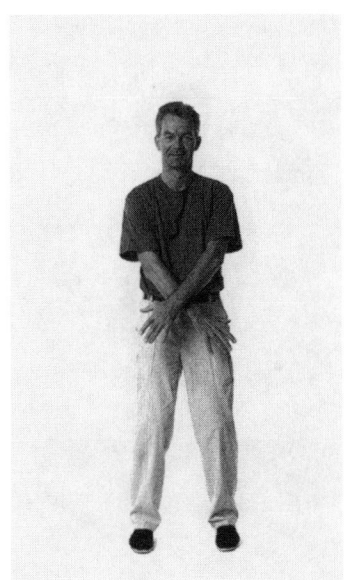

Abb. 1

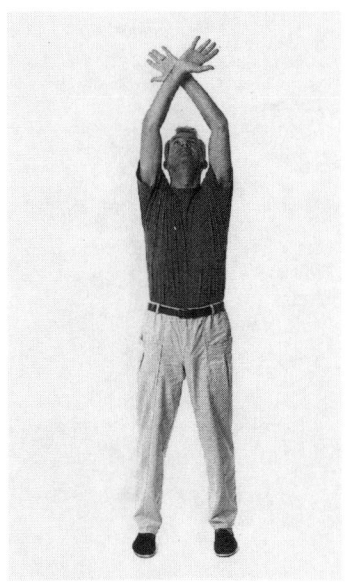

Abb. 2

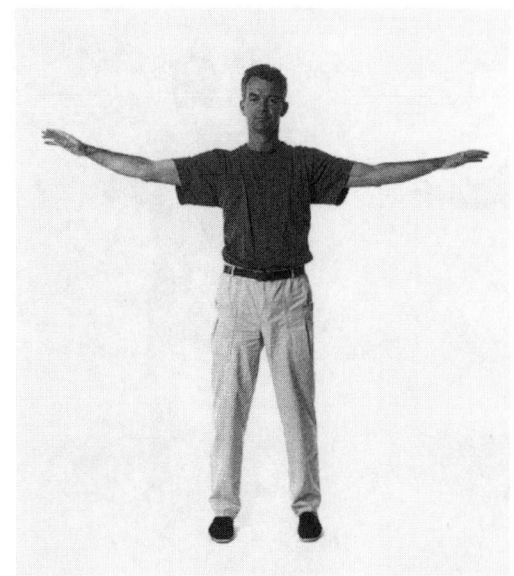

Abb. 3

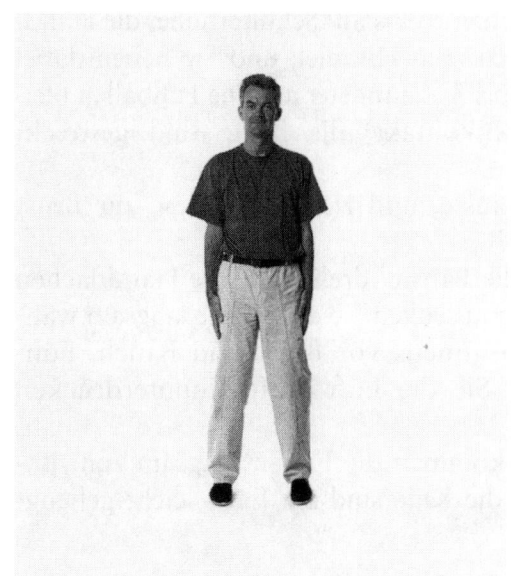

Abb. 4

Diese Bewegungssequenz bildet den Abschluß jeder einzelnen Übung: Sie öffnet die Energiebahnen und erdet. Sie ist besonders wichtig, denn sie löst Blockaden, die beim Üben entstehen können und bringt das Qi hinunter ins Dantian und in die Füße. Atem- und Energiefluß regulieren sich auf natürliche Weise.

Parallelstand

1. Atmen Sie langsam durch die Nase ein, und kreuzen Sie die gestrecken Arme vor dem Körper (Abb. 1).
2. Bringen Sie sie über den Kopf (Abb. 2).
3. Lassen Sie sie seitlich herabfallen (Abb. 3).
4. Die Handflächen schlagen auf die Außenseiten der Oberschenkel (Abb. 4).
5. Dabei atmen Sie aus.

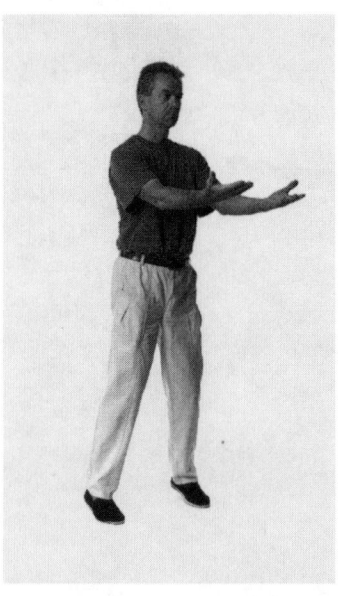 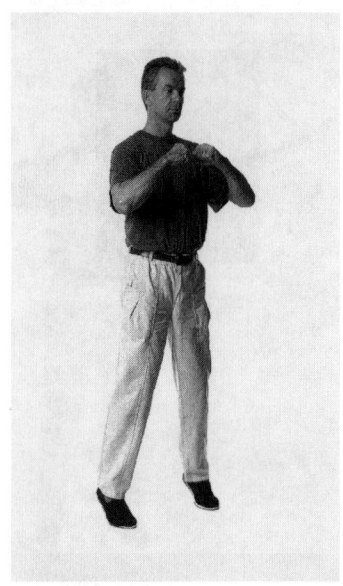 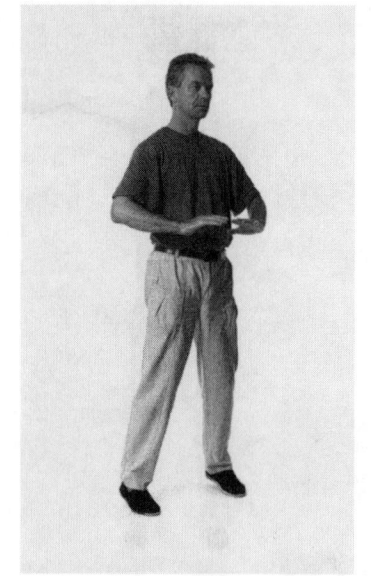 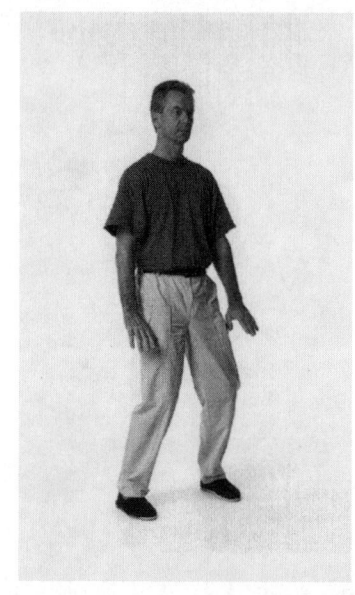

Abb. 5   Abb. 6   Abb. 7   Abb. 8

6. Beim nächsten Einatmen heben Sie die fast gestreckten Arme nach vorn bis auf Schulterhöhe, die Handflächen weisen zum Himmel, und Sie heben dabei die Fersen 2 bis 3 Zentimeter an. Die Fußballen bleiben in Bodenkontakt, die Beine sind gestreckt (Abb. 5).
7. Bilden Sie Fäuste, und ziehen Sie diese zur Brust (Abb. 6).
8. Öffnen Sie die Fäuste, drehen Sie die Handflächen nach unten, und senken Sie die Hände langsam während des Ausatmens vor Brust und Bauch. Fühlen Sie, wie Sie die Luft sanft hinunterdrücken (Abb. 7).
9. Gleichzeitig kommen die Fersen langsam zum Boden zurück, die Knie sind am Ende leicht gebeugt (Abb. 8).

Wichtig ist, daß Ihre Aufmerksamkeit der Bewegung folgt und am Ende das Dantian erreicht. Sie können dann in Gedanken das Qi noch weiter hinunterschicken über die Beine und Füße in die Erde. Zum Abschluß schlucken Sie den Speichel – die Chinesen nennen ihn »Honigtau« – hinunter und folgen ihm innerlich. Bleiben Sie noch eine Weile ruhig stehen, und spüren Sie nach.

Hinweis:
Wer unter Bluthochdruck leidet, bringt die gekreuzten Arme nur bis Brusthöhe und läßt die Arme seitlich herabfallen.

Atmung:
Sie können den Atem auch frei fließen lassen und nicht mit den Bewegungen synchronisieren.

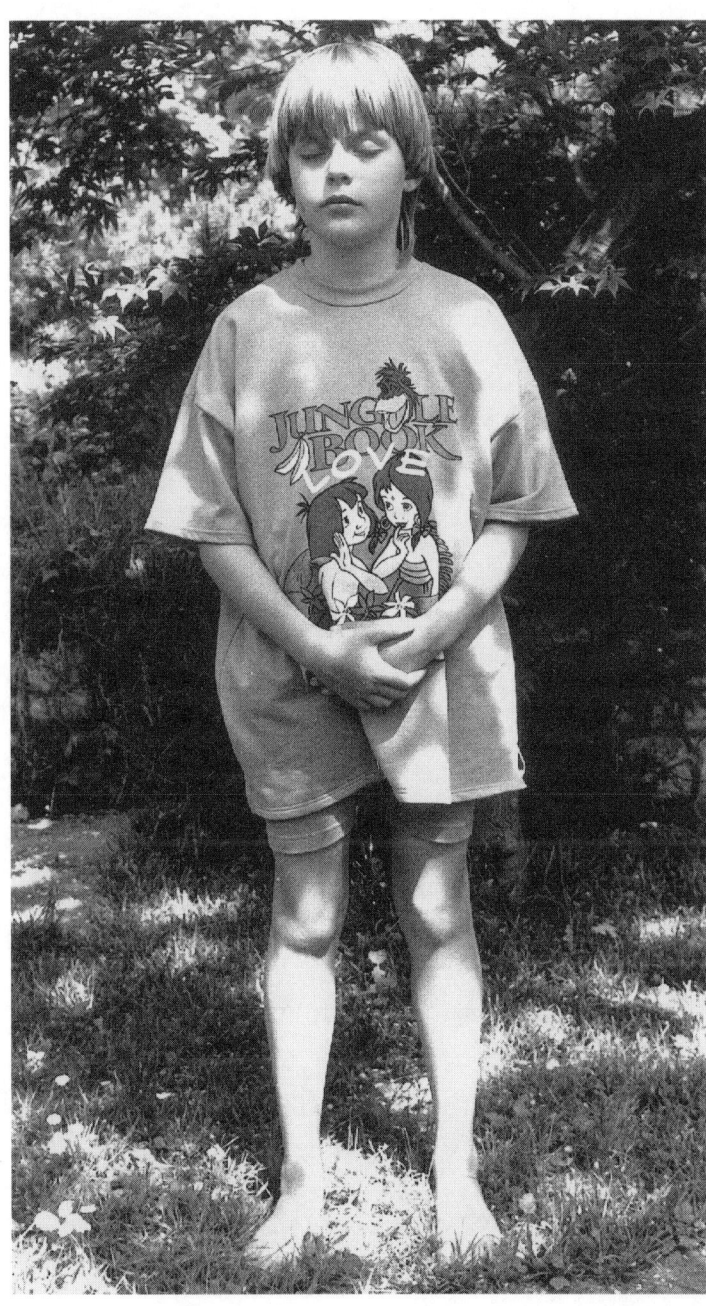

2

Das Qi nähren

Parallelstand

1. Wie Sie am besten entspannt stehen, sich verwurzeln und sammeln können, wurde an anderer Stelle ausführlich beschrieben (siehe Seite 36).
2. Schließen Sie die Augen, oder lassen Sie sie leicht geöffnet, und atmen Sie durch die Nase.
3. Legen Sie die Zunge an den Gaumen hinter die oberen Schneidezähne.
4. Frauen legen die rechte, Männer die linke Hand auf den Bauch etwas unterhalb vom Nabel (Dantian) und die andere Hand darauf.
5. Nehmen Sie die feine Bewegung der Bauchdecke unter den Händen wahr, und verweilen Sie dabei. Sie werden merken, daß die Bewegung allmählich langsamer, vielleicht tiefer und gleichmäßiger wird. Die Chinesen nennen dies »einen langen Atem, der einem dünnen Faden gleicht«. Der Atem, den Sie zu Beginn hören konnten, wird lautlos.
6. Machen Sie 8 bis 16 Atemzüge, und lösen Sie dann sanft die Hände vom Bauch.
7. Öffnen Sie allmählich die Augen, und schauen Sie in die Weite, ohne etwas Bestimmtes zu fixieren.

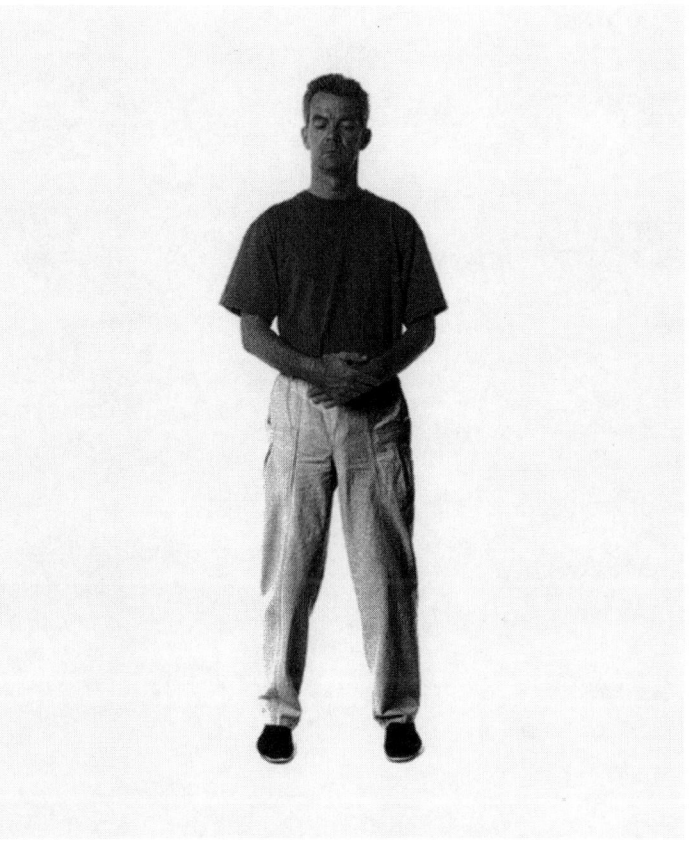

Hinweis:
Diese Art, den Atem zu regulieren, stammt aus der buddhistischen Tradition. Das ruhige Stehen und die ungeteilte Aufmerksamkeit vertiefen die Atmung und lassen das Qi sich im Dantian sammeln. Sie verbinden sich mit der Erde, die Sie trägt und nährt.

Wirkung:
Diese Übung wirkt allgemein beruhigend und ausgleichend und ist gut bei Bluthochdruck und Nervosität. Gesicht, Brustkorb, Schultern und Bauch entspannen sich, und die inneren Organe können in eine Ruheposition sinken. Nach chinesischer Auffassung reinigt die Übung Herz und Leber und ist wohltuend für Menschen, die unter Herzbeschwerden leiden.

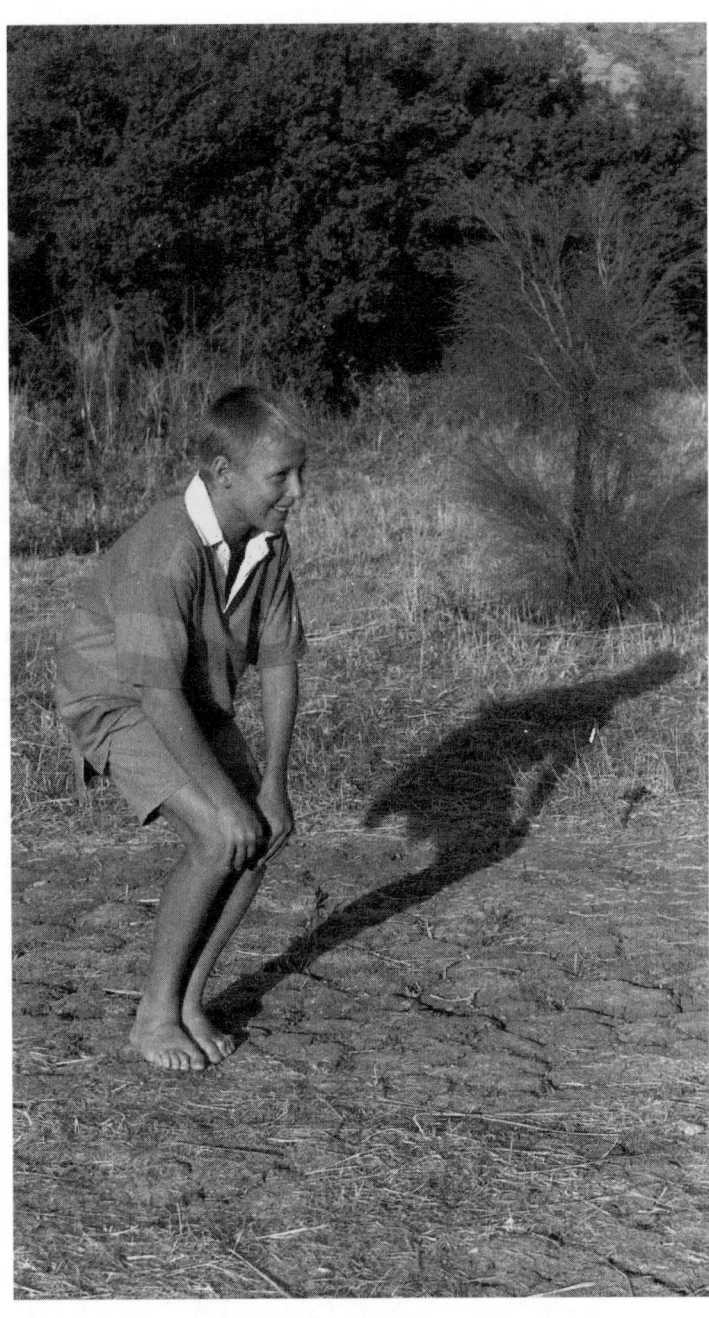

3

Die Gelenke lockern

Übung 3: Die Gelenke lockern

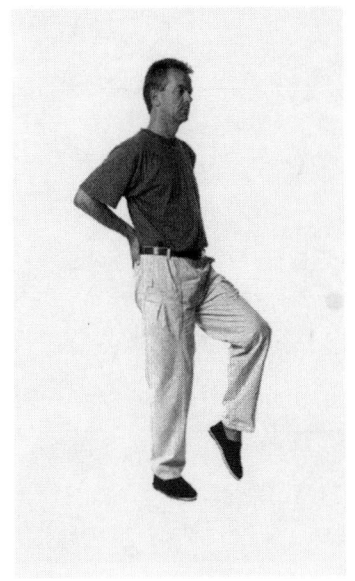

Abb. 1

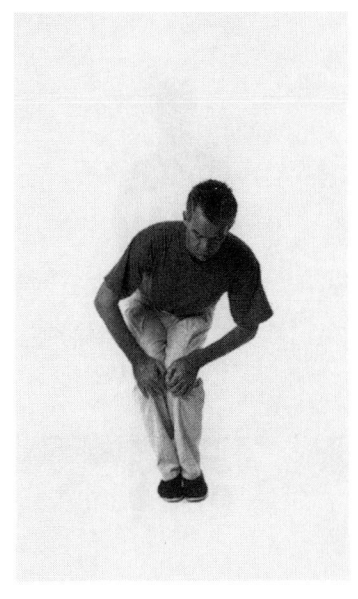

Abb. 2

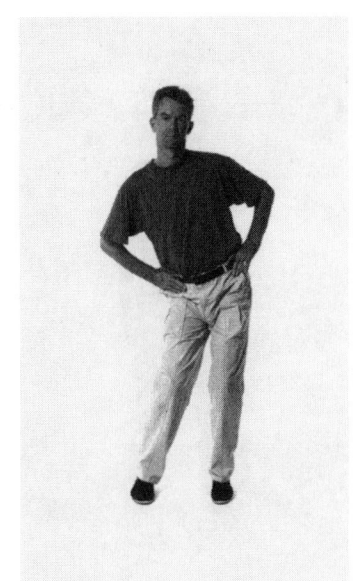

Abb. 3

Parallelstand

1. Stützen Sie die Hände in die Hüften, oder legen Sie sie hinten auf die Nieren.
2. Heben Sie das linke Bein, bis der Fuß etwa 10 Zentimeter vom Boden entfernt ist. Dabei bleibt der Unterschenkel locker hängen (Abb. 1).
3. Kreisen Sie den Fuß im Fußgelenk, das heißt, ziehen Sie ihn an, bewegen Sie ihn nach links, strekken Sie ihn nach unten, nach rechts und so weiter. Schauen Sie auf die Zehen, die einen Kreis in der Luft beschreiben.
4. Kreisen Sie nach einigen Wiederholungen mit dem Fuß in die andere Richtung, bevor Sie ihn hinstellen und mit dem rechten Fuß fortfahren.
5. Bringen Sie die Füße zusammen, die Beine berühren sich leicht an den Innenseiten, legen Sie die Hände ohne Gewicht auf die Knie, und lassen Sie diese ein paar Mal in der einen und in der anderen Richtung kreisen. Die Füße bleiben dabei ganz auf dem Boden (Abb. 2).
6. Nehmen Sie den Parallelstand ein, und legen Sie die Hände in die Hüften oder auf die Lenden (Nierengegend).
7. Lassen Sie das Becken in großen, horizontalen Schwüngen kreisen (Abb. 3).
8. Der Kopf bleibt unbewegt in einer Senkrechten über den Füßen, die fest auf dem Boden stehen.
9. Nach einigen Wiederholungen kreisen Sie mit dem Becken in die andere Richtung.

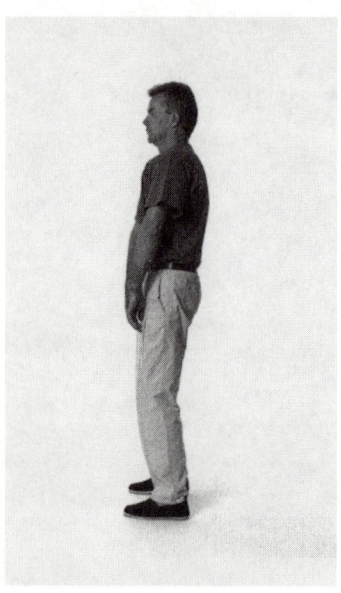
Abb. 4

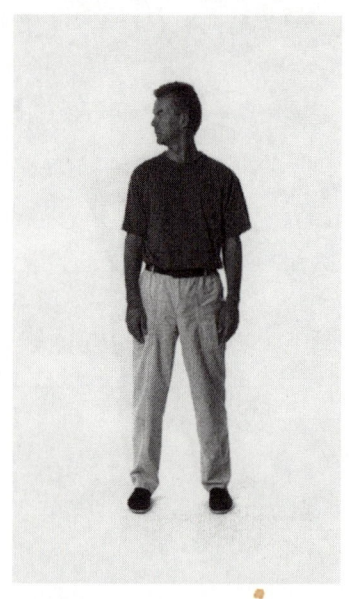
Abb. 5

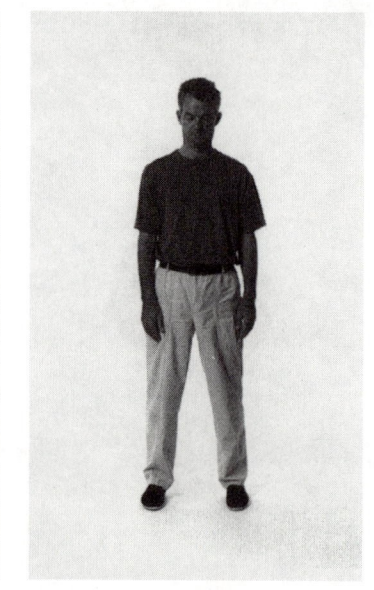
Abb. 6

10. Kreisen Sie mit den Schultern ein paarmal in beide Richtungen, wobei die Arme locker herabhängen (Abb. 4).
11. Drehen Sie den Kopf langsam und vorsichtig hin und her, und schauen Sie nach hinten (Nein-Bewegung) (Abb. 5).
12. Neigen Sie ihn (Ja-Bewegung). Denken Sie dabei vor allem an die Verlängerung des Nackens (Abb. 6).

Übung 3: Die Gelenke lockern 71

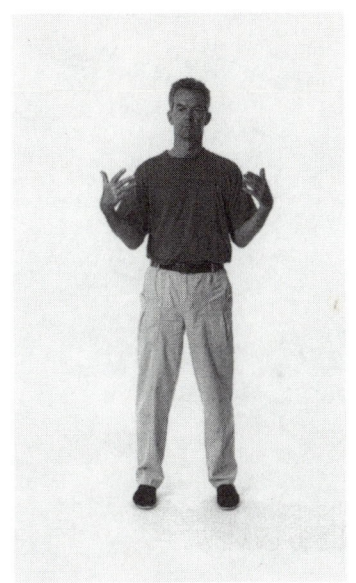

Abb. 7

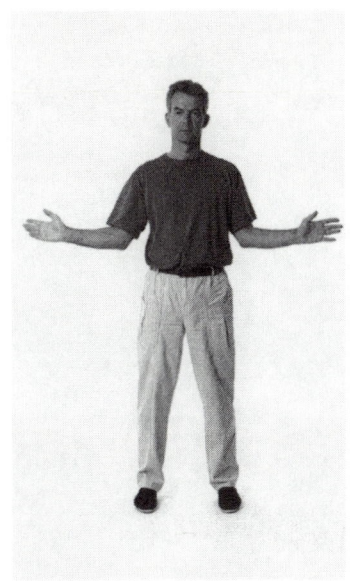

Abb. 8

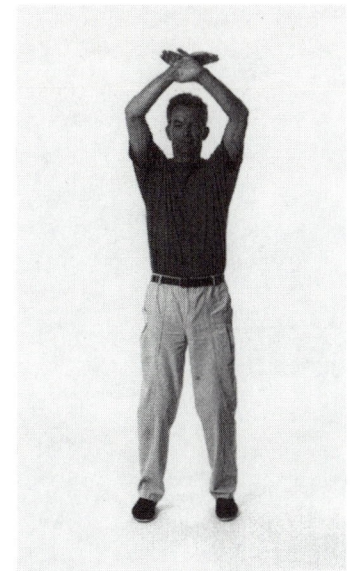

Abb. 9

13. Heben Sie die Hände vor den Oberkörper, die Arme sind leicht gebogen, kreisen Sie mit den Händen in den Handgelenken in beide Richtungen (Abb. 7).
14. Kreisen Sie mit den Unterarmen in den Ellbogen (Abb. 8).
15. Kreisen Sie mit den Oberarmen in den Schultern in beide Richtungen (Abb. 9).

Hinweis:
Kreisen Sie in jedem Gelenk 8 bis 32mal. Führen Sie diese scheinbar einfachen Bewegungen ganz bewußt aus. Sie haben dadurch mehr davon.

Atmung:
Lassen Sie den Atem frei fließen, und bleiben Sie mit ihrer Aufmerksamkeit bei der Bewegung.

Wirkung:
Lockert und belebt den ganzen Körper, das Qi fließt ungehindert durch die Gelenke.

4

Den Körper abklopfen

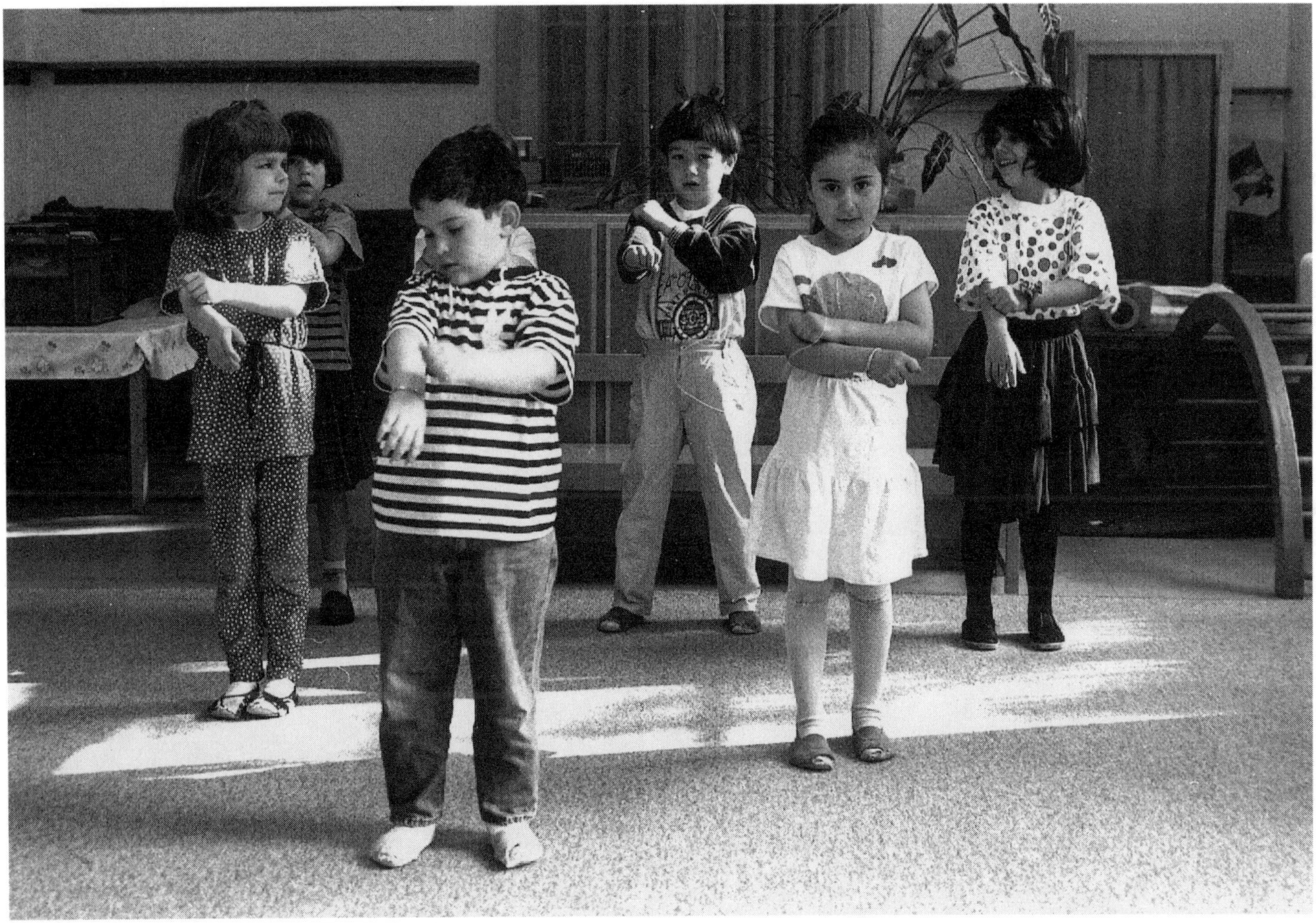

Übung 4: Den Körper abklopfen

Vorübung »Händewaschen«

Parallelstand

1. Reiben Sie die Handflächen so oft aneinander, bis sie richtig warm werden (Abb. 1).
2. Reiben Sie danach Hände, Finger (auch zwischen den Fingern sowie die Handrücken und -flächen), die Handgelenke und Unterarme so, als ob Sie Ihre Hände gründlich einseifen und waschen würden (Abb. 2, 3).
3. Schütteln Sie danach die Hände kräftig und dennoch locker aus.

Hinweis:
Dieses einfache Händewaschen im Trockenen eignet sich als Auflockerung zwischen den Übungen und als einfache Massage im Alltag.

Wirkung:
Das kräftige Reiben fördert die Durchblutung, massiert Muskeln, Sehnen und Faszien. Der Qi-Fluß wird angeregt, da viele Meridiane in den Fingern beginnen oder enden.

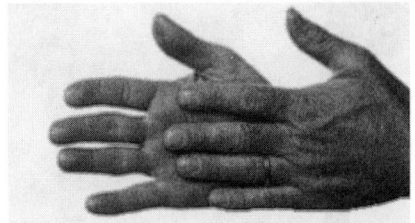
Abb. 1

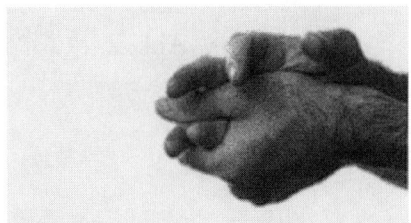
Abb. 2

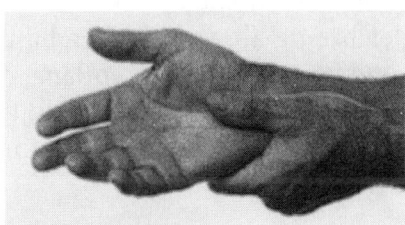
Abb. 3

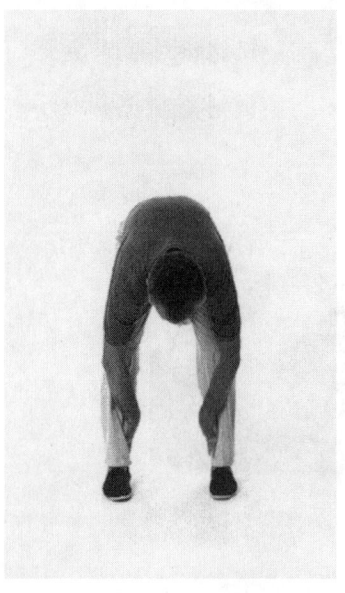 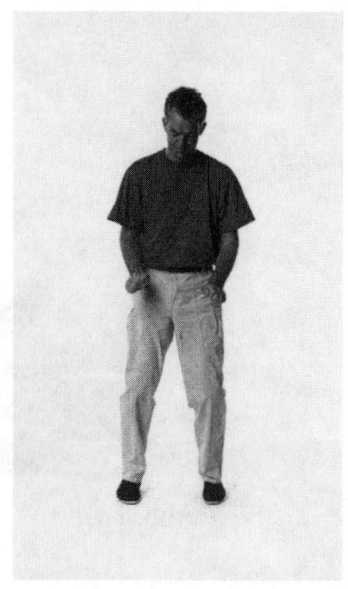 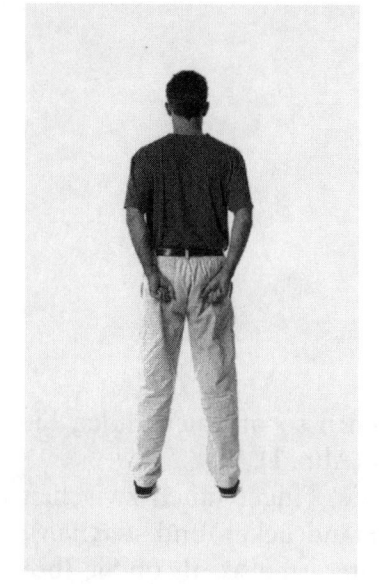 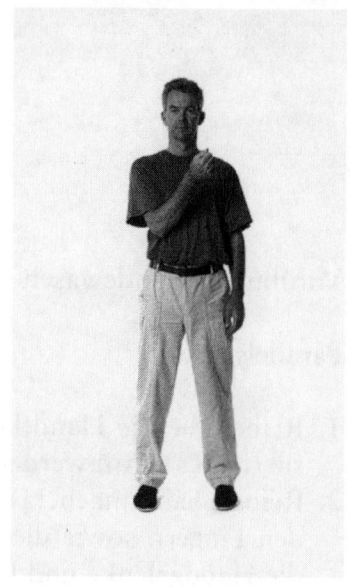

Abb. 1   Abb. 2   Abb. 3   Abb. 4

Hauptübung

Parallelstand

1. Klopfen Sie mit offenen, lockeren Händen beide Beine gleichzeitig ab: vom Becken hinunter zu den Füßen und zurück, jeweils entlang der Außen-, Vorder-, Innen- und Rückseite (Abb. 1).
2. Wiederholen Sie denselben Vorgang mit lockeren Fäusten (Abb. 2).
3. Klopfen Sie mit den »Faustaugen« (das ist der Teil der Faust, der durch Daumen und Zeigefinger gebildet wird) kräftig auf das Gesäß (Abb. 3).
4. Klopfen Sie mit lockeren Fäusten zwischen Schultern und Brustkorb (Abb. 4).
5. Beugen Sie sich vornüber, und klopfen Sie mit den Fäusten oder offenen Händen den Rücken hinauf und hinunter. Beginnen Sie am Becken (Abb. 5).

Übung 4: Den Körper abklopfen

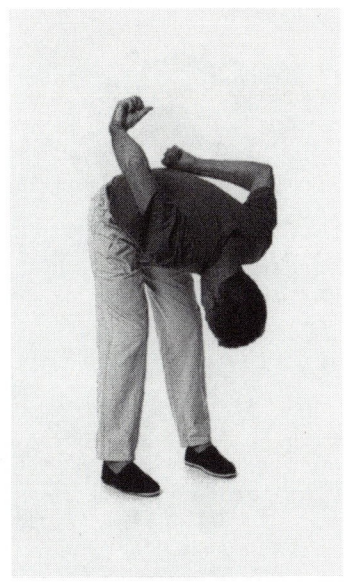 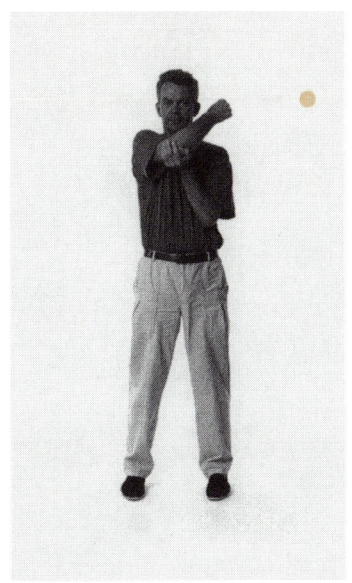 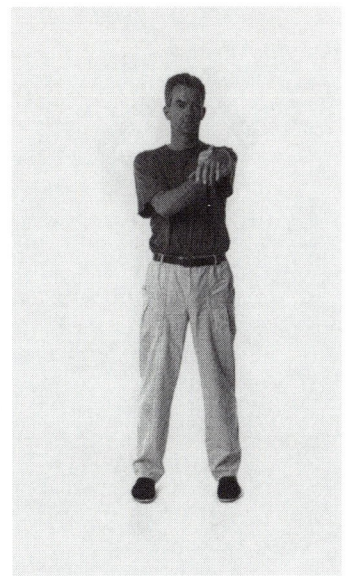 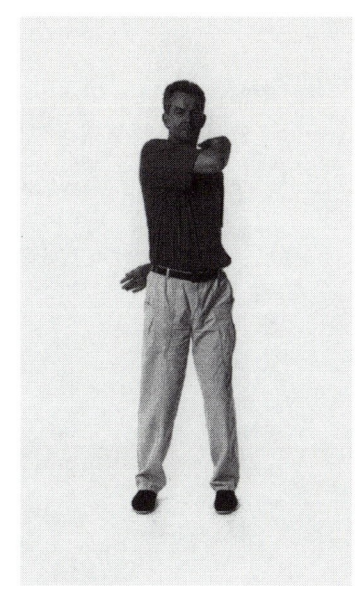

Abb. 5   Abb. 6   Abb. 7   Abb. 8

6. Richten Sie sich auf, halten Sie mit einer Hand den anderen Ellbogen, und klopfen Sie mit der offenen Hand aufs Schulterblatt und mit der Faust auf Schulter und Nacken, und wechseln Sie dann die Seite (Abb. 6).
7. Klopfen Sie mit der offenen Hand den anderen, nach vorn gestreckten Arm ab: von der Schulter zu den Fingern und zurück, jeweils entlang der Außen-, Ober-, Innen- und Unterseite (Abb. 7).
8. Wiederholen Sie denselben Vorgang mit lockeren Fäusten, und wechseln Sie dann den Arm.
9. Drehen Sie den Oberkörper hin und her, die Wirbelsäule ist im Lot.
10. Die lockeren Arme schwingen dabei um den Oberkörper und geben mit den Händen jeweils einen Klaps auf den Rücken, die Seiten oder die Schultern (Abb. 8).

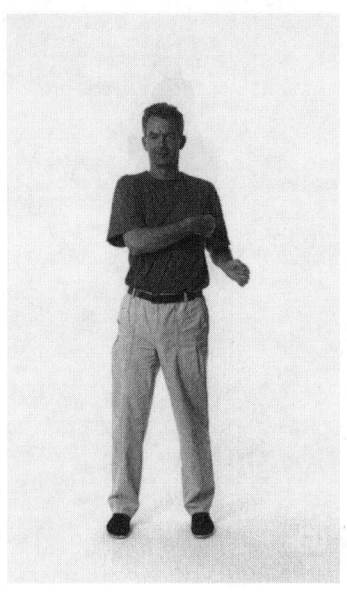 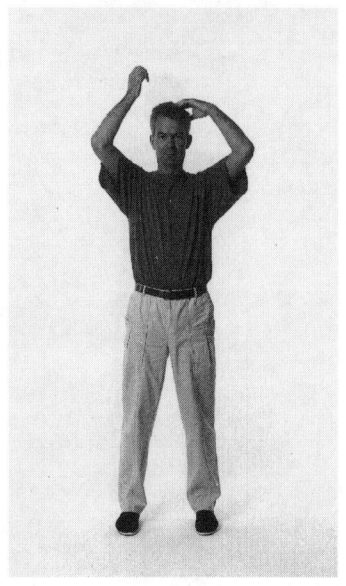 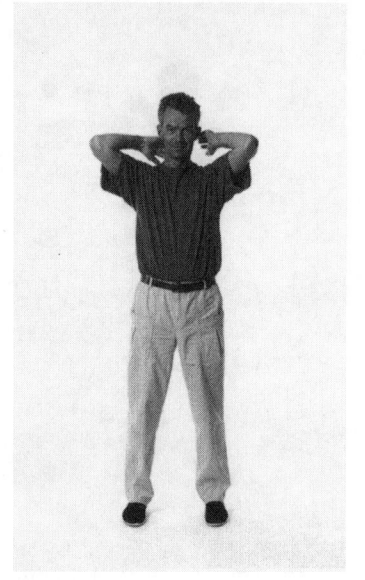 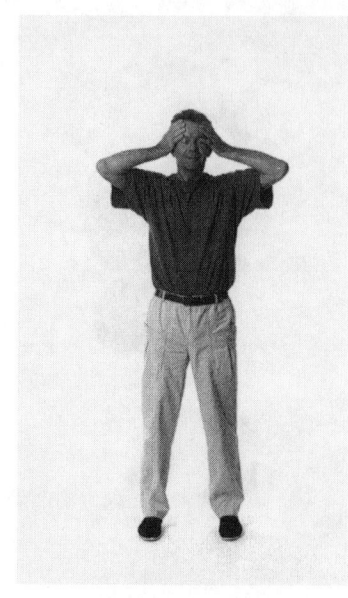

Abb. 9　　　　　　　Abb. 10　　　　　　　Abb. 11　　　　　　　Abb. 12

11. Klopfen Sie mit Fäusten oder offenen Händen die Seiten und den Oberkörper von der Brust bis zum Bauch ab (Abb. 9).
12. Klopfen Sie mit den Fingerspitzen
    - auf der ganzen Kopfhaut (Abb. 10),
    - am Nacken (Abb. 11),
    - an den Schläfen,
    - am Gesicht,
    - am Hals.
13. Streichen Sie mit den Händen ein paarmal
    - von der Stirn über die Haare und Schläfen nach hinten (Abb. 12),
    - von der Nase über die Wangen und Schläfen zum Hinterkopf und den Nacken hinunter.

Übung 4: Den Körper abklopfen   79

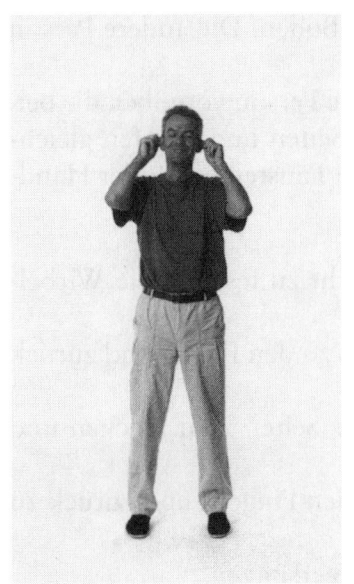
Abb. 13

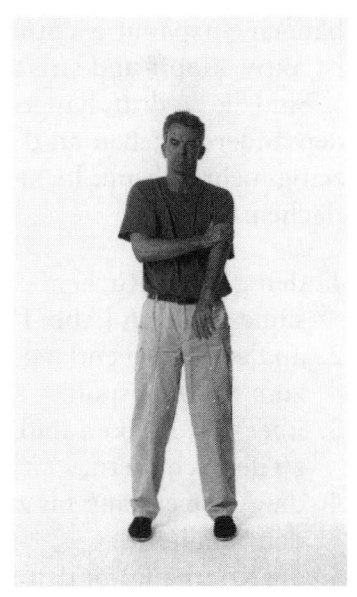
Abb. 14

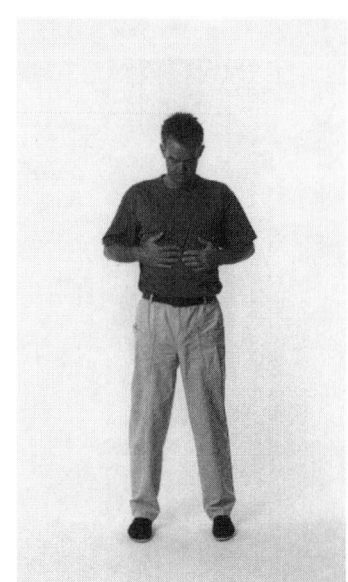
Abb. 15

14. Massieren Sie kräftig die Ohrränder und das Ohrläppchen mit Daumen und Zeigefinger, und ziehen Sie ein paarmal an den Ohrläppchen (Abb. 13).
15. Streichen Sie mit einer Hand über die andere Schulter den Arm entlang bis zu den Fingerspitzen und darüber hinaus. Stellen Sie sich dabei vor, Sie waschen sich von Schmutz und Staub, Ablagerungen und Verspannungen rein und öffnen so alle Poren und Kanäle, damit frisches Qi ungehindert fließen kann (Abb. 14).
16. Streichen Sie mehrmals an allen Seiten des Armes entlang nach außen und »schütteln Sie den Staub ab«, das heißt, schütteln Sie locker die Hand, die abgestrichen hat.
17. Wechseln Sie die Seite.
18. Streichen Sie von der Brust zum Bauch und zum Becken (Abb. 15).

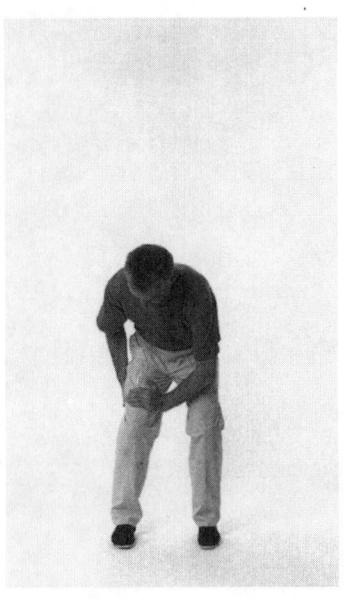
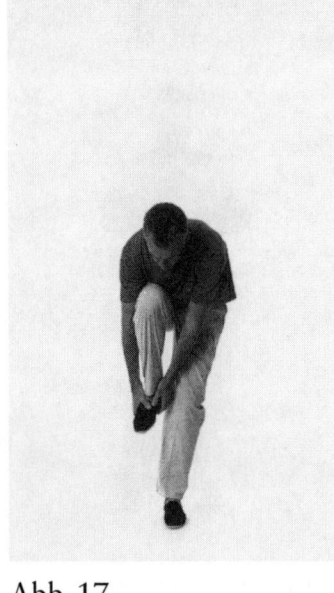

Abb. 16   Abb. 17

hängen entspannt Richtung Boden. Die andere Person ist aktiv, klopft und streicht.

Sind Sie zu dritt, hängt eine Person vornüber, die beiden anderen stehen an den Seiten und klopfen gleichzeitig mehrmals mit lockeren Fäusten und/oder Handflächen:

1. den ganzen Rücken – nicht zu fest auf die Wirbelsäule schlagen (Abb. 18),
2. an den Beinen entlang bis zu den Füßen und zurück zum Ausgangspunkt,
3. über den Rücken und die Seiten zum Nacken und zu den Schultern,
4. die Arme entlang bis zu den Fingern und zurück zu den Schultern,
5. die Kopfhaut mit den Fingerspitzen.

19. Streichen Sie an den Seiten des Oberkörpers und am Rücken entlang mit beiden Händen hinunter über das Gesäß zu den Beinen (Abb. 16).
20. Heben Sie ein Bein etwas an, und streichen Sie hinunter zum Fuß (Abb. 17).
21. Wechseln Sie die Seite.
22. Schütteln Sie zwischendurch den »Staub« von den Händen.

Variante

Sie können das Klopfen und Streichen auch zu zweit oder zu dritt machen. Bei zwei Personen ist die eine passiv und hängt vornüber, die Füße schulterbreit und parallel, die Beine in den Kniekehlen etwas gebogen, so daß der Stand bequem ist. Dabei werden Kopf, Nacken, Schultern, Arme, Hände losgelassen und

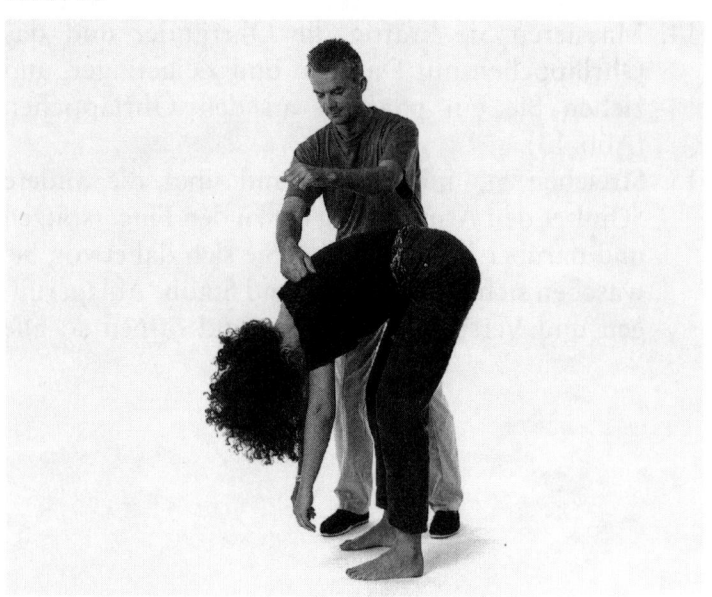

Abb. 18

Übung 4: Den Körper abklopfen

6. Nach zwei bis fünf Minuten streichen die Aktiven mit flachen Händen beim Passiven vom Kreuz über das Gesäß die Beine hinunter in den Boden und über die Schultern an den Armen entlang bis über die Fingerspitzen hinaus und über Nacken, Kopf, Haare (Abb. 19).
7. Sie stellen sich dabei vor, sie würden allen Staub, den sie zuvor herausgeklopft haben, abwischen und abstreichen.
8. Die Person, die vornübergebeugt ist, richtet sich nun sehr langsam, Wirbel für Wirbel, vom Becken her auf; den Kopf hebt sie erst ganz am Schluß.
9. Sie stellt sich dann den goldenen Faden vor, der vom Himmel herabhängt und am Scheitel befestigt ist, läßt sich noch etwas Zeit mit geschlossenen Augen und genießt die neugewonnene Vitalität.

Abb. 19

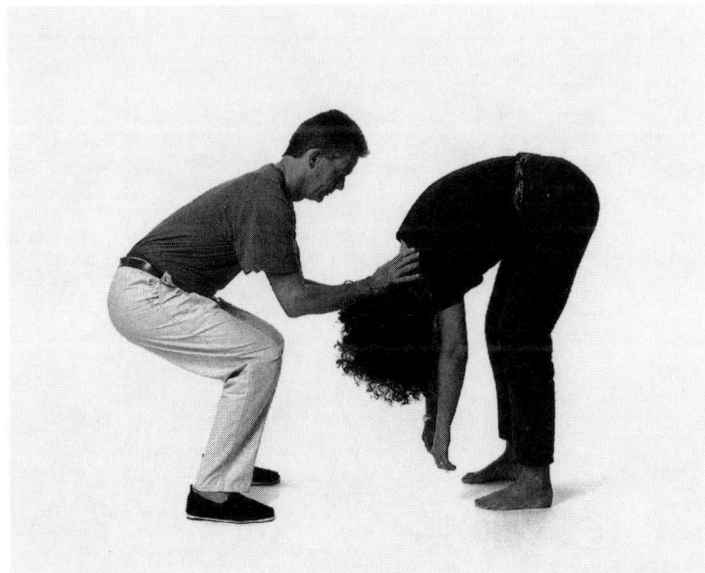

Hinweis:
Beim Klopfen sind die Hände und Fäuste locker, die Bewegung geschieht vom entspannten Handgelenk aus. Vor dem Klopfen oder Streichen und zwischendurch können Sie die Handflächen kräftig aneinanderreiben. Das lädt sie auf und bringt das Qi zum Fließen. Die Wirkung wird erhöht, wenn Sie sich vorstellen oder spüren, daß Sie sich reinigen und Schmutz und Ballast von Ihnen abfällt.

Atmung:
Lassen Sie den Atem frei fließen.

Wirkung:
Sie werden sich danach wie neugeboren oder »frisch gebadet« fühlen. Einzeln geübt ist diese Massage immer dann angebracht, wenn Sie sich müde und abgespannt oder steif fühlen – am Morgen, nach langem Sitzen, nach schwerer Arbeit. Sie ist eine der besten Aufwärmübungen für andere Bewegungsfolgen.

Das Abklopfen und Streichen hat noch eine besondere Wirkung im Bereich der Faszien:

– Lockerung der Faszien zwischen Haut und Muskeln, zwischen den verschiedenen Muskeln und den Muskeln und Knochen.
– Fettabbau.
– Steigerung der Blutzirkulation und des Qi-Flusses.
– Vermehrung von Qi.
– Abbau von Qi-Stauungen, die entstehen können, wenn zu angestrengt geübt wird.

5

Die Vase hochheben

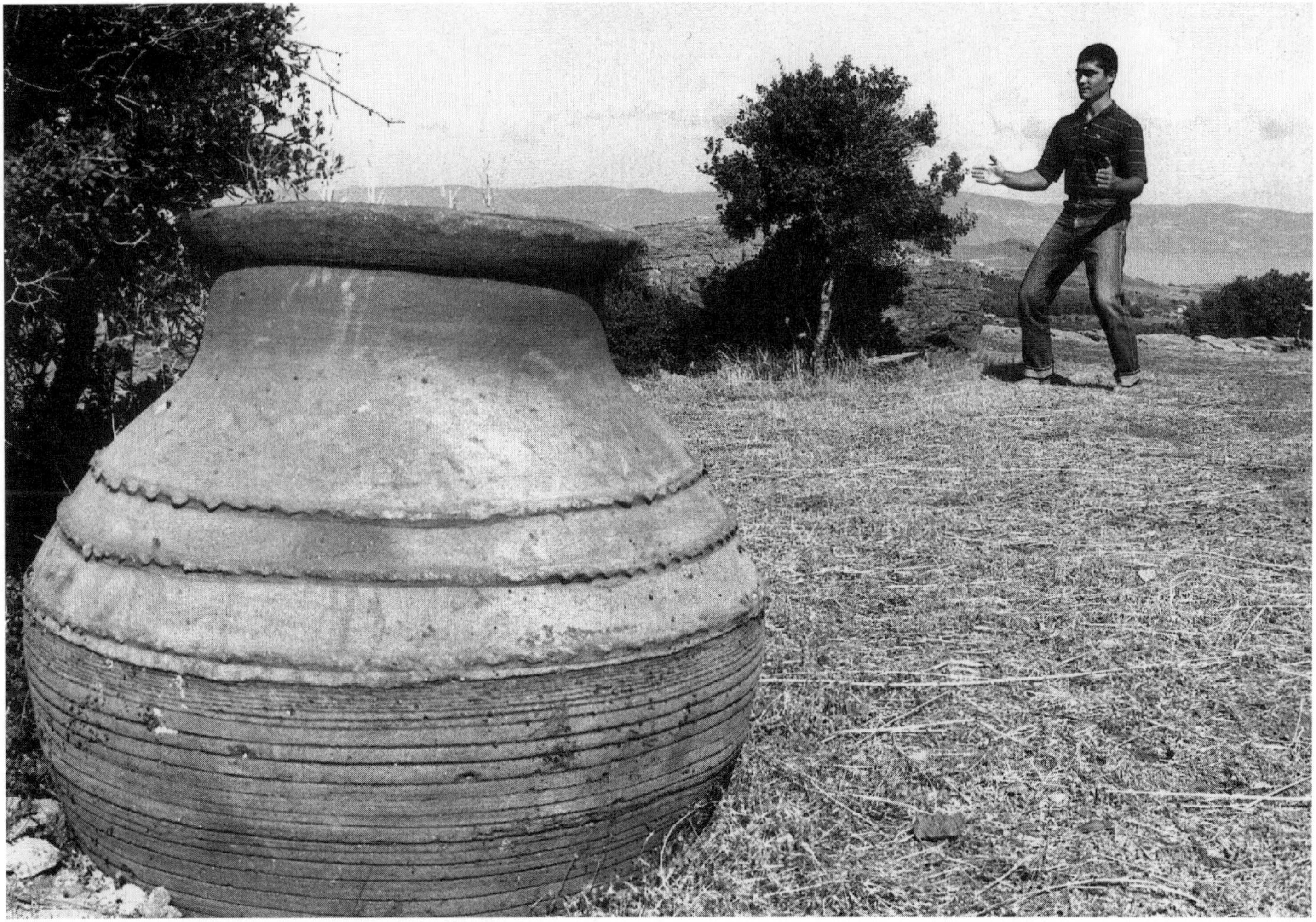

Übung 5: Die Vase hochheben

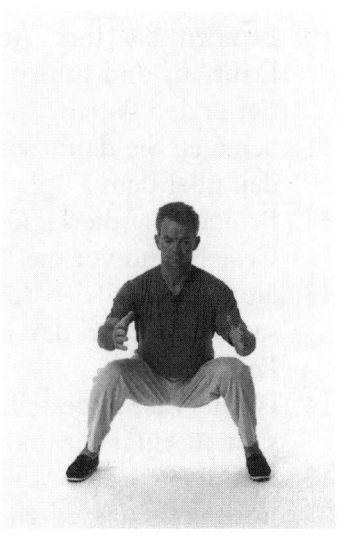
Abb. 1

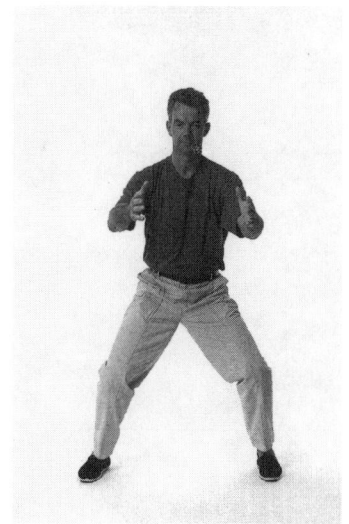
Abb. 2

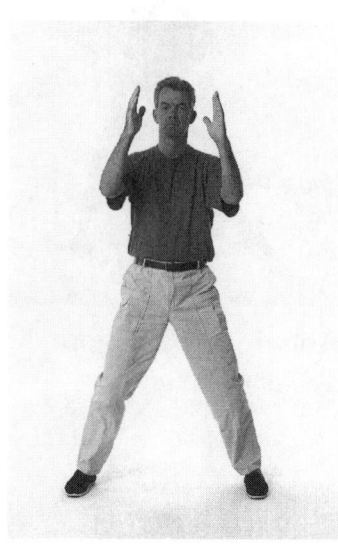
Abb. 3

Parallelstand oder Reiterstand

1. »Sitzen« Sie so tief, daß der Rücken gerade (kein Hohlkreuz) und aufrecht bleibt und die Fußsohlen vollständig den Boden berühren, das heißt, lehnen Sie sich nicht nach vorn; das Gewicht ist in den Fersen ebenso spürbar wie in den Zehenballen.
2. Die Arme, in den Ellbogen leicht angewinkelt, sind auf Bauchhöhe und zeigen nach vorn (Abb. 1).
3. Stellen Sie sich vor, Sie umfassen mit den Händen eine große Vase, die vor Ihnen steht.
4. Sie kommen nun langsam hoch, indem die Beine sich strecken (der Rücken bleibt aufrecht), und heben die Vase vom Boden hoch.
5. Sie bringen die Arme höher, bis die Vase vor der Brust ist (Abb. 2).
6. Drehen Sie die Hände – die Handflächen zeigen immer noch zueinander – mit den Fingerspitzen nach oben, und führen Sie sie auf Augenhöhe (Abb. 3).

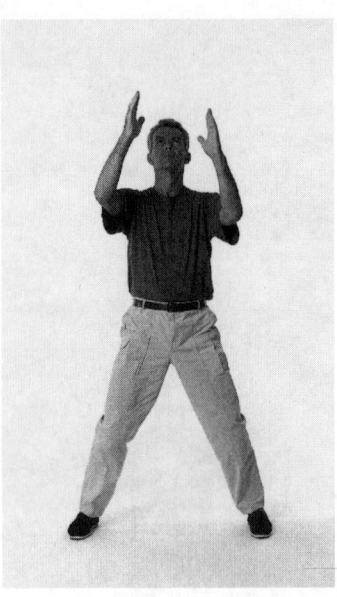

Abb. 4

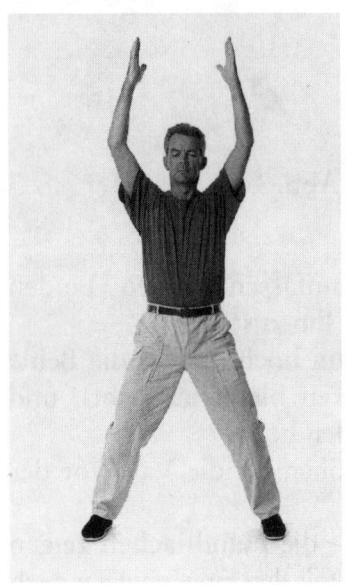

Abb. 5

7. Bewegen Sie sie abwechselnd immer höher (Abb. 4).
8. Am Ende befinden sie sich senkrecht über dem Kopf, die Arme sind fast gestreckt, die Finger voneinander abgespreizt, die Handflächen einander zugewandt.
9. Die Augen, die der Bewegung gefolgt sind, schließen sich halb, der Blick ist gesenkt (Abb. 5).
10. Bringen Sie Ihre Aufmerksamkeit hinunter ins Dantian, und atmen Sie 8- bis 16mal ruhig und tief in den Bauch.
11. Schauen Sie dann wieder nach oben zu den Händen über dem Kopf.
12. Bringen Sie die Hände langsam hinunter vor das Gesicht und vor die Brust.
13. Sie halten wieder die Vase und setzen sie behutsam zurück auf den Boden, indem Sie tiefer in die Knie gehen.
14. Ist die Vase abgestellt, bringen Sie die Arme langsam auseinander und kommen hoch.
15. Umfassen Sie die Vase wieder, wenn Sie die Übung noch einmal wiederholen.

Atmung:
Lassen Sie den Atem ungehindert fließen.

Wirkung:
Diese Übung bringt das Qi in den Oberbauch und nährt die inneren Organe. Sie löst Verspannungen im Brustkorb und lindert Völlegefühl und Blähungen. Über längere Zeit praktiziert, hat die Übung vorbeugende und heilende Wirkung bei Herzbeschwerden.

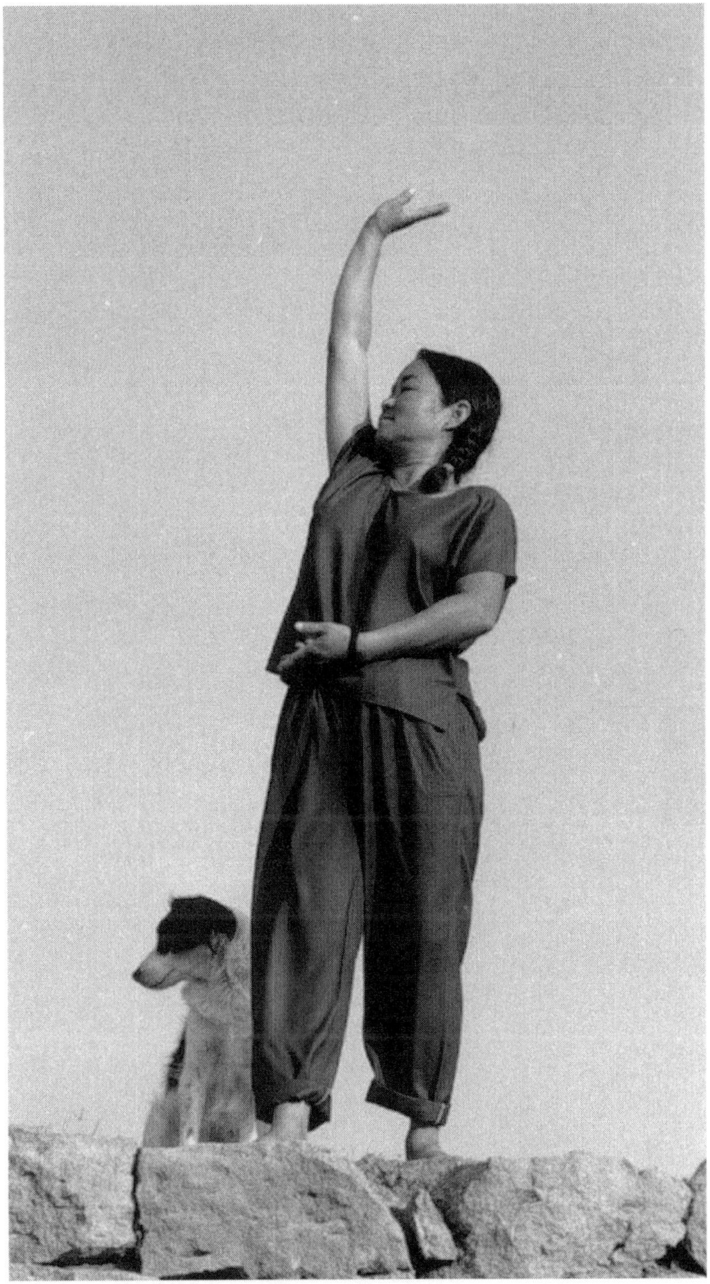

6

Die Handfläche stützt
den Himmel

Übung 6: Die Handfläche stützt den Himmel 89

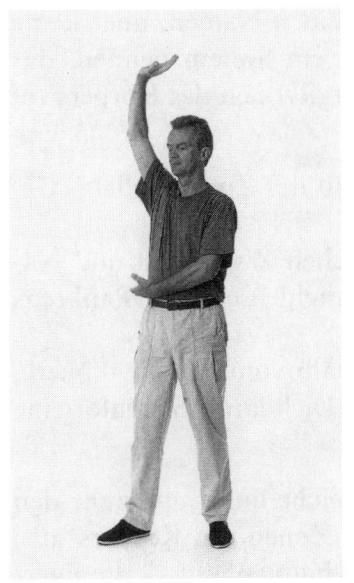 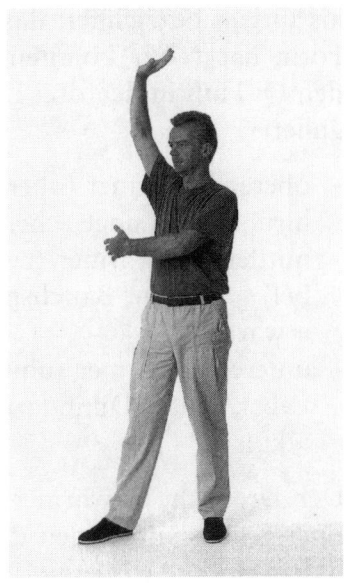 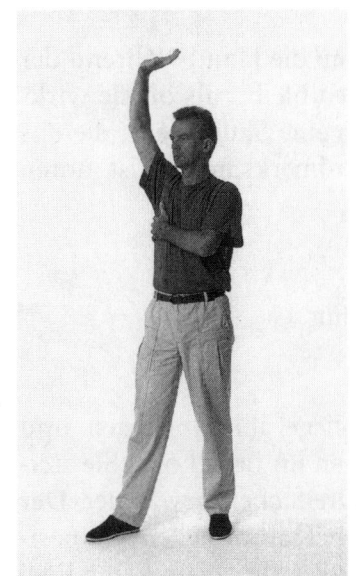

Abb. 1   Abb. 2   Abb. 3

Parallelstand

1. Drehen Sie den rechten Fuß auf der Ferse um 45 Grad nach rechts, und setzen Sie ihn etwas nach vorn, das Gewicht ist im linken, fast gestreckten Bein.
2. Die rechte Hand dreht sich über dem Kopf nach oben, so daß die Handfläche zum Himmel zeigt. Arm, Handfläche und Finger sind fast gestreckt.
3. Nehmen Sie die Spannung im Handgelenk und in den Fingern wahr. Die Schulter bleibt unten.
4. Die linke Hand legen Sie unterhalb des rechten Rippenbogens in die Taille, die Handfläche zeigt nach oben.
5. Der Bauchnabel, das Brustbein, die Nasenspitze zeigen in dieselbe Richtung wie der rechte Fuß.
6. Schließen Sie die Augen halb oder ganz, bringen Sie Ihre Aufmerksamkeit hinunter ins Dantian, und atmen Sie ruhig und tief in den Bauch – 8 bis 16mal (Abb. 1).
7. Öffnen Sie die Augen, und klopfen Sie ein paarmal mit der linken, lockeren Hand an den Rippen entlang hinauf bis zur Achselhöhle, hinunter bis zur Taille und rechten Seite des Brustkorbes (Abb. 2).
8. Reiben Sie anschließend dieselben Stellen (Abb. 3).
9. Die rechte Hand zeigt immer noch gespannt zum Himmel.
10. Führen Sie sie langsam hinunter, drehen Sie den rechten Fuß zurück, und wechseln Sie dann die Seite.

Hinweis:
Den Himmel stützen heißt, daß die Hand während der ganzen Zeit in Spannung oben bleibt, als ob sie wirklich zusammen mit dem Arm eine Säule wäre, die das Himmelsdach stützt. Die Aufmerksamkeit ist unten im Dantian.

Atmung:
Der Atem ist tief und entspannt.

Wirkung:
Die Übung mildert das Völlegefühl in Magen und Bauch und löst Verspannungen im Brustkorb. Sie steigert den Qi-Fluß über den Dreifachen Erwärmer. Der Dreifache Erwärmer aus der Traditionellen Chinesischen Medizin hat in unserer Schulmedizin keine Entsprechung. In einer alten Schrift (Nan Ching) wird er als Organ bezeichnet, das »einen Namen, aber keine Form hat«. Wir könnten es ein System nennen, das den Qi-Fluß in den drei Energiezonen des Körpers reguliert:

- oberer Erwärmer (oberhalb des Zwerchfells) – Gehirn, Herz, Lunge = heiß.
- mittlerer Erwärmer (zwischen Zwerchfell und Nabel) – Magen, Bauchspeicheldrüse, Milz/Pankreas = warm.
- unterer Erwärmer (unterhalb vom Nabel) – Niere, Leber, Blase, Dünndarm, Dickdarm, Sexualorgane = kalt.

Der Dreifache Erwärmer gleicht unter anderem den Energiehaushalt in den drei Zonen des Körpers aus, indem er »heiße Energie« nach unten und »kalte Energie« nach oben bringt.

7

Den Riegel schieben

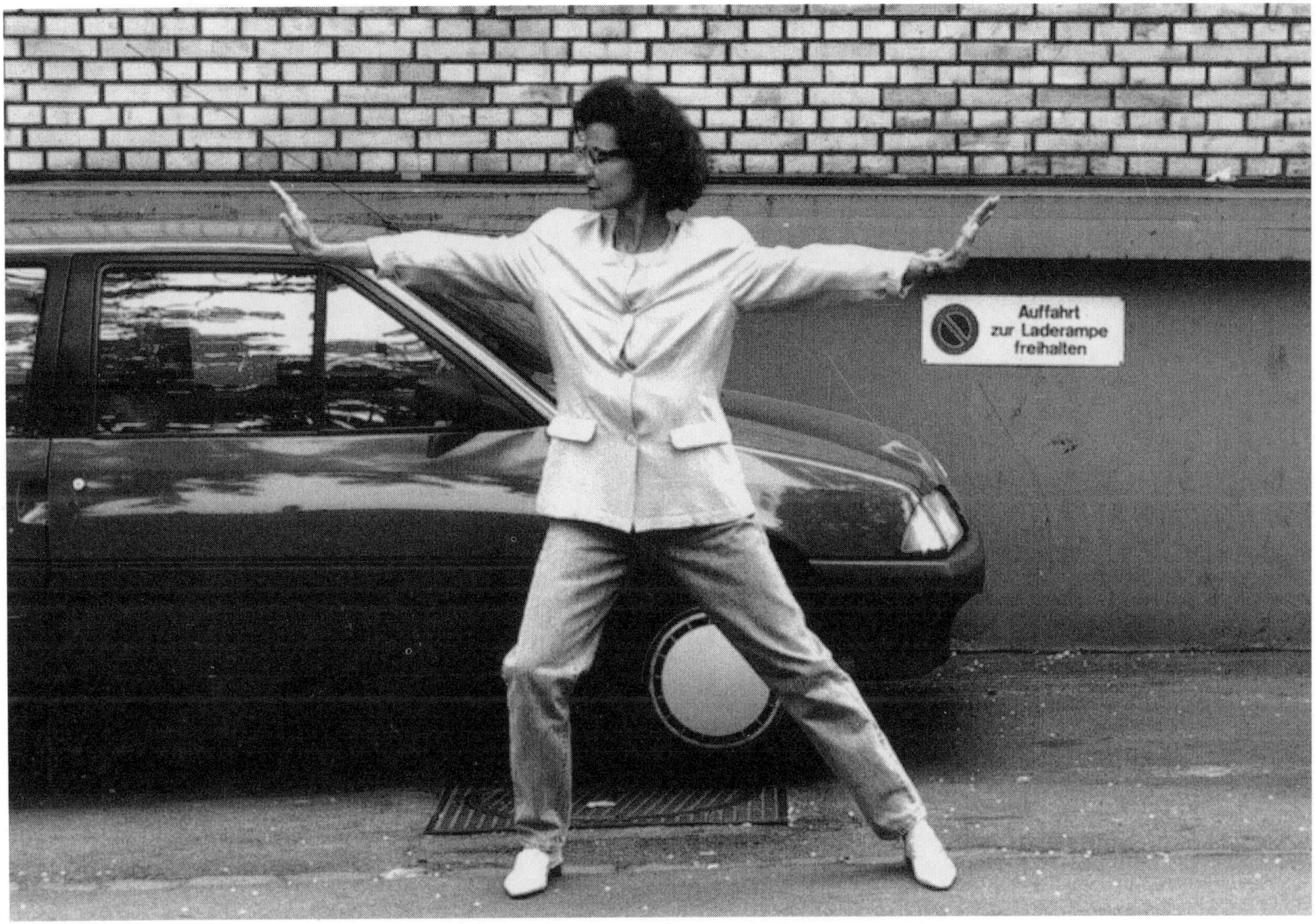

Übung 7: Den Riegel schieben

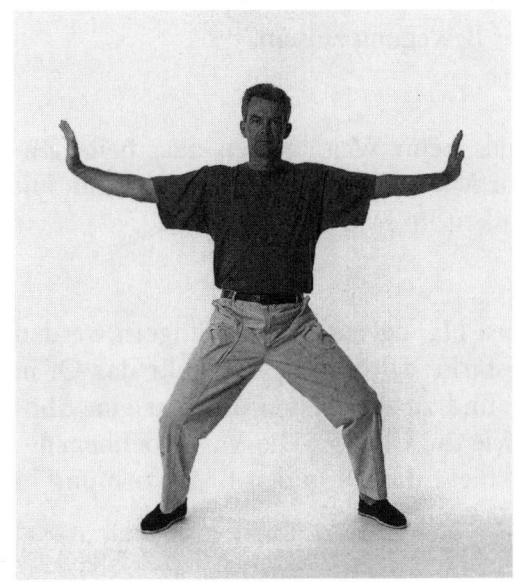

Abb. 1

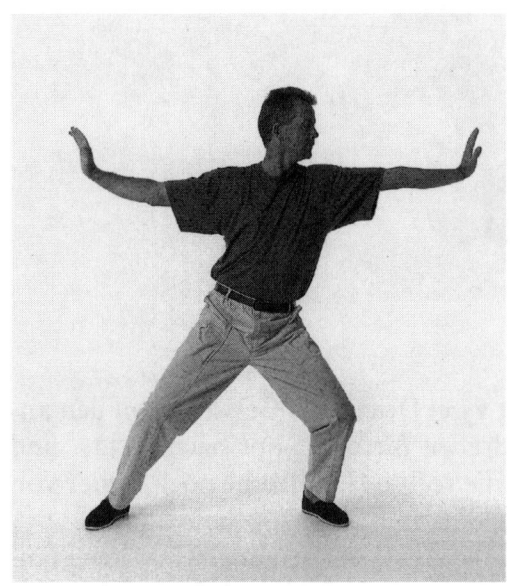

Abb. 2

Reiterstand, Füße leicht ausgedreht

1. Strecken Sie die Arme waagrecht zur Seite, und biegen sie die Hände in den Handgelenken ab. Die Handflächen zeigen nach außen, von Ihnen weg.
2. Die Finger sind gespreizt und zeigen nach oben (Abb. 1).
3. Drehen Sie den Kopf nach links, und verlagern Sie zwei Drittel des Gewichts auf den linken Fuß.
4. Stellen Sie sich vor, Sie schieben mit der linken Handfläche etwas zur Seite (Abb. 2).

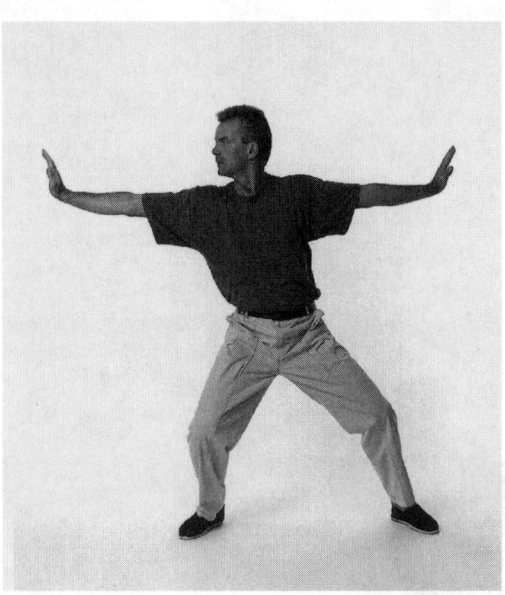

Abb. 3

5. Verlagern Sie zwei Drittel des Gewichts auf den anderen Fuß, drehen Sie den Kopf nach rechts, und schieben Sie die rechte Handfläche noch weiter von sich fort (Abb. 3).
6. Die waagrechten Arme mit den angewinkelten Händen sind immer gestreckt.
7. Sie sind wie ein Riegel, der hin- und hergeschoben wird.
8. Wiederholen Sie die Bewegung 8 bis 16mal.

Hinweis:
Arme, Hände und Finger bleiben stets gespannt, die Schultern sind unten und locker. Sie werden bald ein Kribbeln und/oder Wärmegefühl in der Hand wahrnehmen.

Atmung:
Lassen Sie den Atem natürlich fließen, er braucht nicht synchron mit der Bewegung zu sein.

Variante:
Atmen Sie jeweils beim Wegschieben aus, beim Zurückkommen zur Mitte ein. Bleiben Sie auch dann mit der Aufmerksamkeit im Dantian.

Wirkung:
Die Sehnen in den Handgelenken und Fingern werden gedehnt und gestärkt. Die Bewegung lenkt das Qi in den Oberbauch und zu den Seiten und hat eine ähnliche Wirkung wie die Übung »Die Vase hochheben«. Darüber hinaus fließt das Qi in den Brustkorb und in die Lungen.

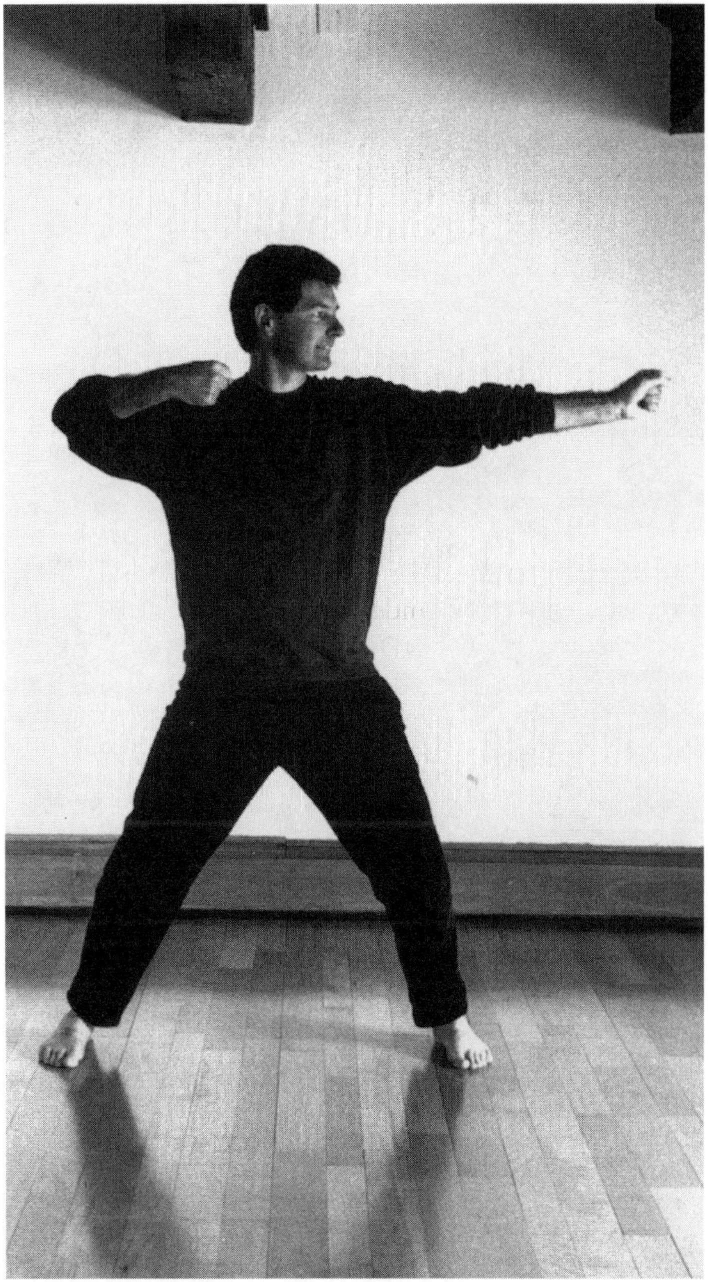

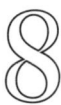

Den Bogen spannen

Übung 8: Den Bogen spannen

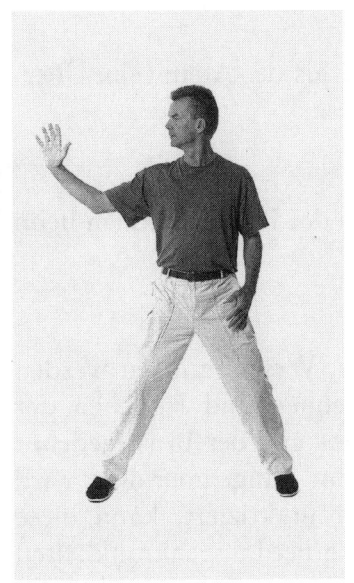

Abb. 1

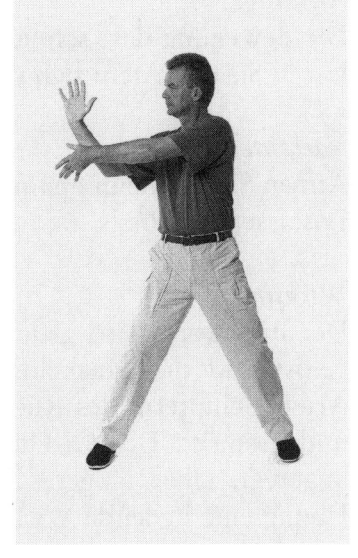

Abb. 2

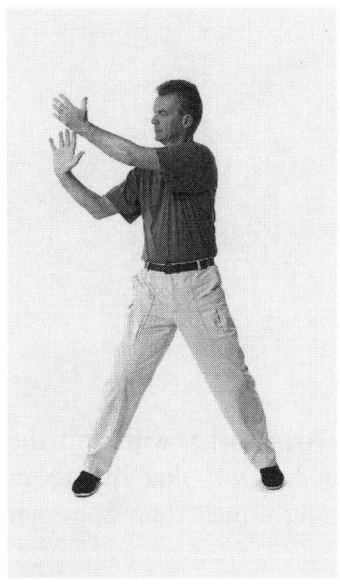

Abb. 3

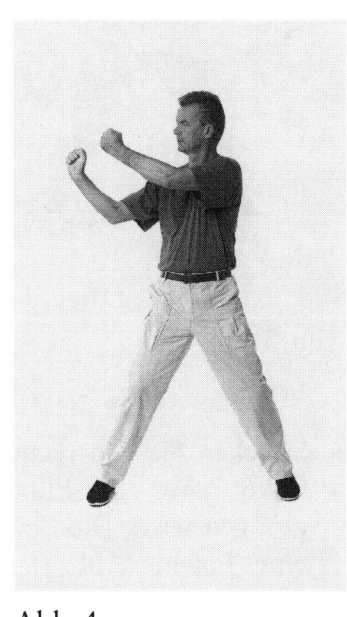

Abb. 4

Reiterstand

1. Schauen Sie nach rechts.
2. Strecken Sie den rechten Arm horizontal zur Seite, und biegen Sie ihn dann im Ellbogen und Handgelenk leicht, so daß die Fingerspitzen nach oben und die Handflächen nach vorn zeigen (Abb. 1).
3. Drehen Sie Hüfte und Oberkörper etwas nach rechts.
4. Kreisen Sie mit der linken, offenen Hand um den rechten Ellbogen, Unterarm, um die rechte Hand und die rechten Fingerspitzen herum (Abb. 2+3).
5. Ballen Sie beide Hände zu Fäusten (Abb. 4).

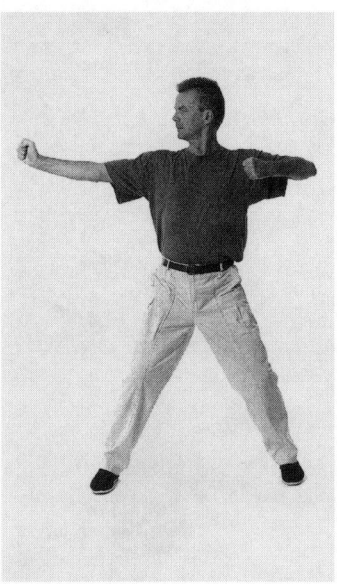

Abb. 5

6. Strecken Sie den rechten Arm mehr, während die linke Faust vom Ellbogen her vor das Brustbein gezogen wird. Die Bewegung ähnelt dem Spannen eines Bogens (Abb. 5).
7. Öffnen Sie gleichzeitig die Fäuste. Sie »schießen den Pfeil ab«.
8. Wiederholen Sie dieselbe Bewegung 8mal nach rechts, danach 8mal nach links.

Hinweis:
Spannen Sie den Bogen nicht zu stark. Die Schultern bleiben unten. Stellen Sie sich den Pfeil vor, der in etwa 10 Zentimeter Abstand quer vor dem Brustkorb liegt, bevor Sie ihn seitlich abschießen. Spüren Sie die Bewegung der Schulterblätter. Das Gewicht bleibt in der Mitte. Schauen Sie dem imaginären Pfeil nach.

Atmung:
Die Bewegung darf schneller als der Atem sein. Überlassen Sie den Atem sich selbst.

Variante:
Atmen Sie aus beim Spannen des Bogens und ein beim Loslassen des Pfeils.

Wirkung:
Der Brustkorb wird gedehnt, Verspannungen werden gelöst und die Muskeln, Sehnen und Knochen der Arme, Schultern, des Rückens und der Brust gedehnt und gestärkt. Der Qi-Fluß im Lungenmeridian wird angeregt. Über längere Zeit praktiziert, kann diese Übung eine heilende Wirkung bei Lungenkrankheiten und Asthma haben.

9

Die Hand kreist um den Nacken

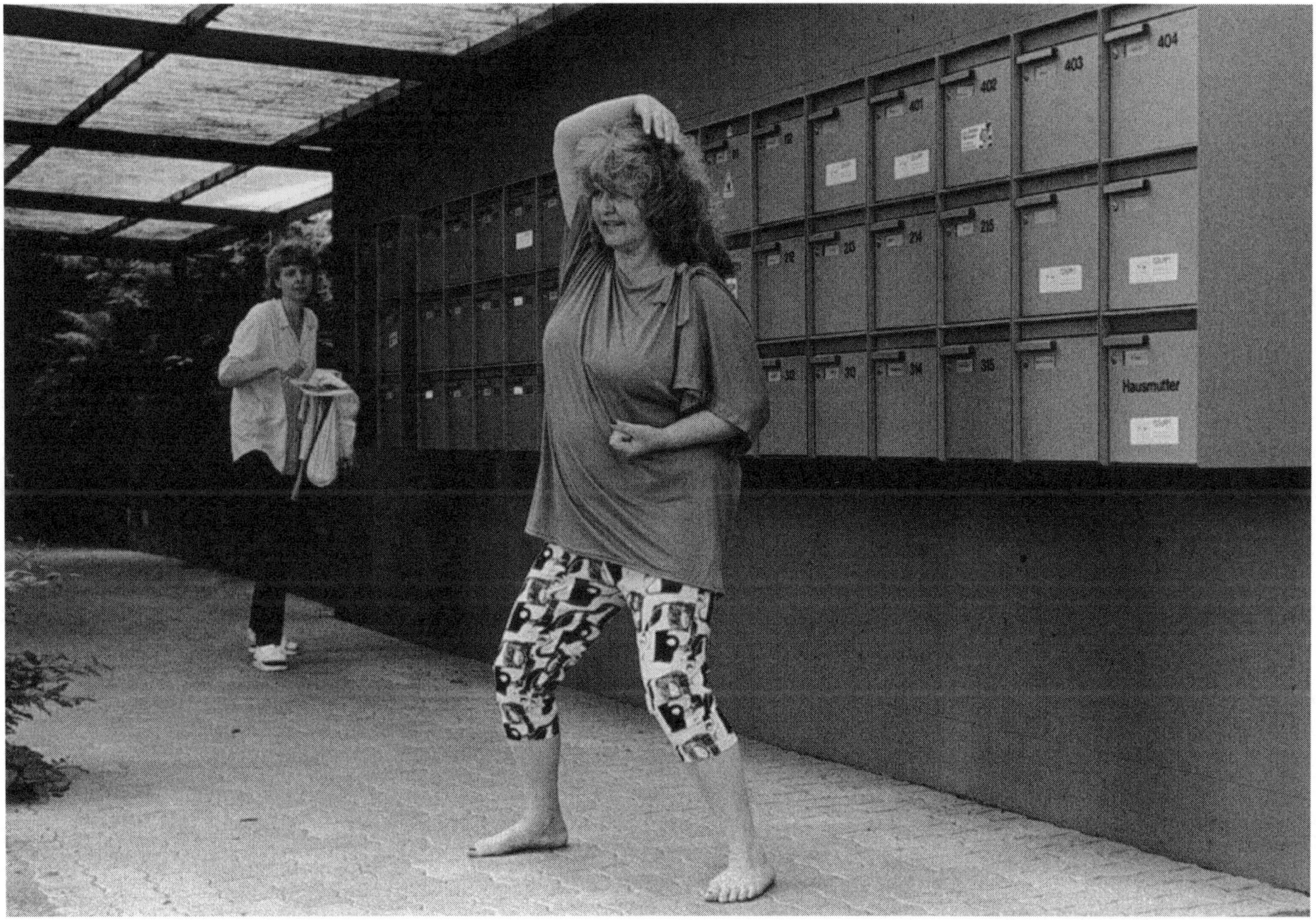

Übung 9: Die Hand kreist um den Nacken

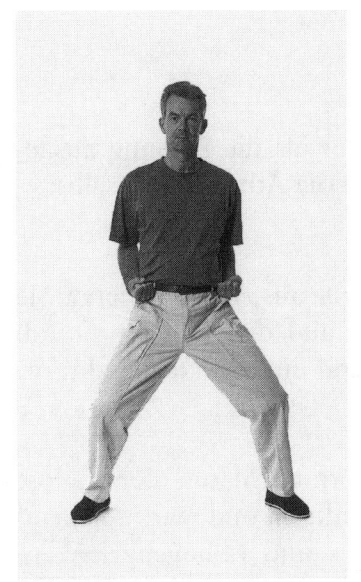
Abb. 1

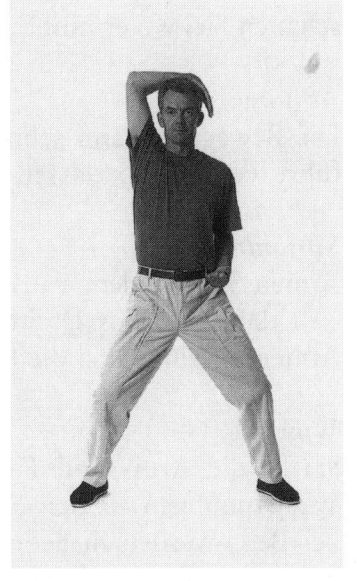
Abb. 2

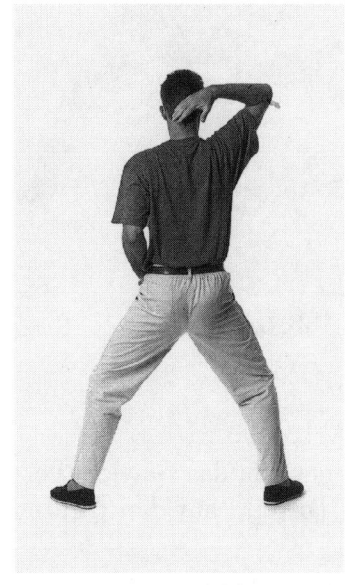
Abb. 3

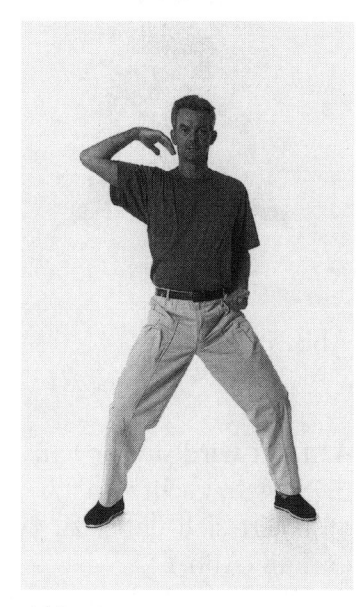
Abb. 4

Reiterstand, Füße leicht ausgedreht

1. Ziehen Sie die Fäuste zu den Hüften, die Handrücken zeigen dabei zum Boden (Abb. 1).
2. Die rechte Hand öffnet sich und bewegt sich zur linken Schulter und zum Ohr (Abb. 2).
3. Der Ellbogen hebt sich über den Kopf, die Hand streicht am Nacken entlang zur rechten Schulter (Abb. 3 und 4).

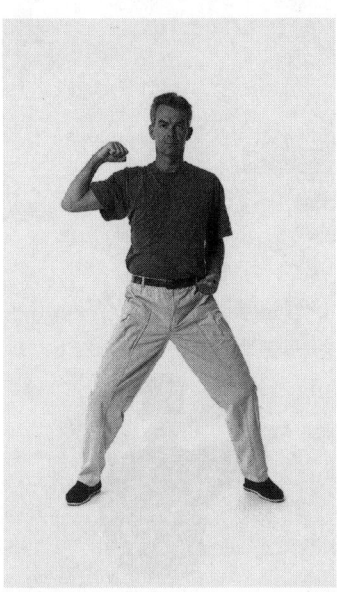 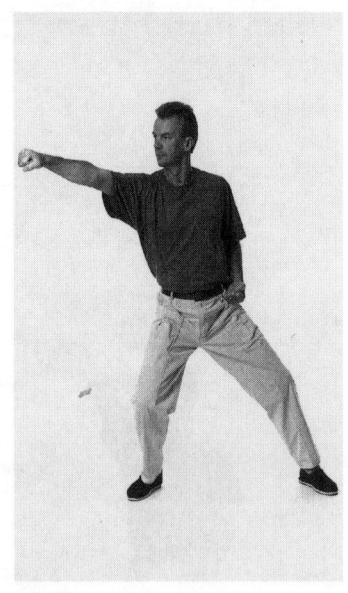

Abb. 5   Abb. 6

4. Dort wird sie zur Faust (Abb. 5).
5. Sie stößt schräg nach rechts vorn, das Gewicht verlagert sich dabei zu zwei Dritteln auf den rechten Fuß (Abb. 6).
6. Das Gewicht kommt zur Mitte, während die rechte Faust sich entspannt, nach oben dreht und sich zur Hüfte zurückzieht.
7. Wechsel: Die linke Faust, die immer bei der Hüfte war, öffnet sich und bewegt sich zur rechten Schulter, zum Ohr, dem Nacken entlang zur linken Schulter, schließt sich wieder zur Faust und stößt schräg nach links vorn.
8. Mit dem Fauststoß verlagert sich das Gewicht zu zwei Dritteln auf den linken Fuß und kehrt zur Mitte zurück, wenn sich die Faust zur Hüfte zurückzieht.
9. Diese Doppelsequenz 4 bis 8mal wiederholen.

Hinweis:
Der Blick ist geradeaus nach vorn. Beim Fauststoß schauen Sie, wo er hinführt.

Atmung:
Die Bewegung kann schneller als die Atmung ausgeführt werden. Überlassen Sie die Atmung sich selbst.

Variante:
Atmen Sie mit dem Fauststoß aus, konzentrieren Sie sich dabei auf das Dantian und den sicheren Stand. Atmen Sie ein, wenn die Hand um den Nacken kreist.

Wirkung:
Stärkt die Arm- und Fingermuskulatur, dehnt, löst Verspannungen in den Schultern und wirkt heilend bei Beschwerden in Schulter- und Ellbogengelenken. Lenkt den Atem und das Qi in den Brustkorb und seitlich zu den Rippen.

10

Drachenkrallen

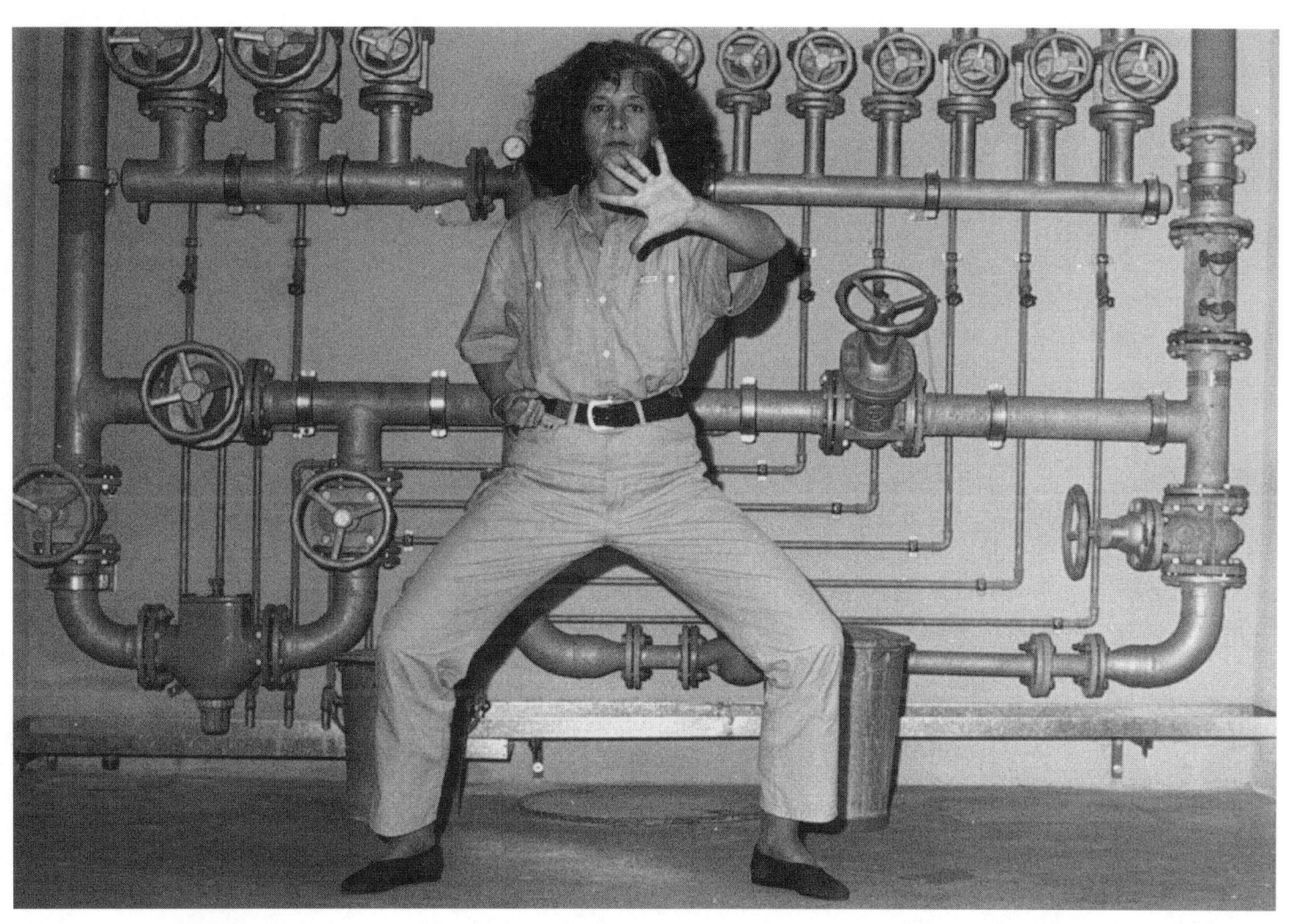

Übung 10: Drachenkrallen

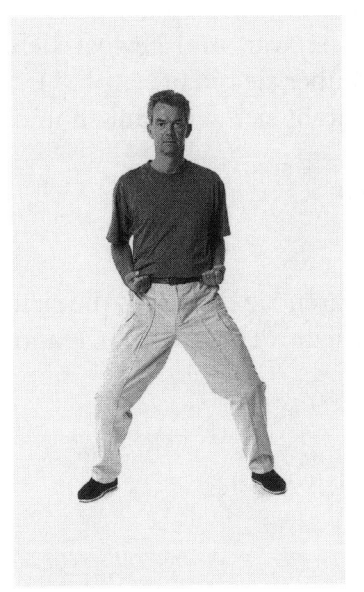 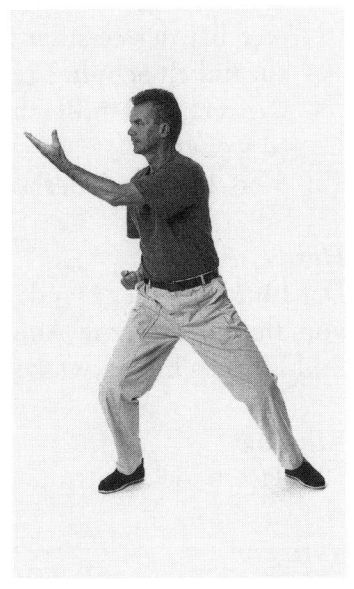 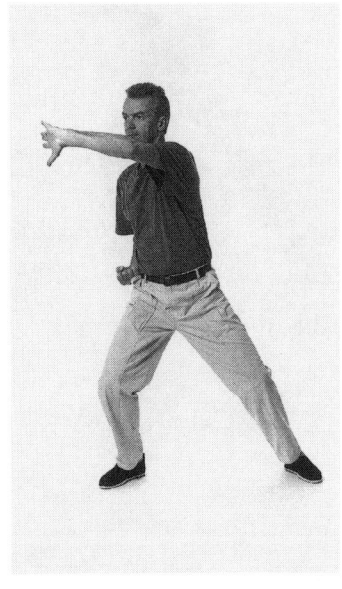 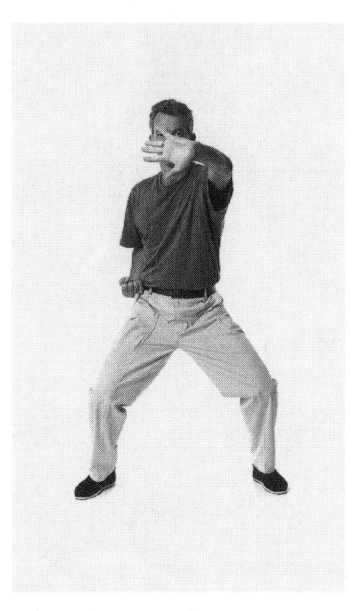

Abb. 1　　　　　　Abb. 2　　　　　　Abb. 3　　　　　　Abb. 4

Reiterstand, Füße leicht ausgedreht

1. Ziehen Sie die Fäuste zu den Hüften, die Handrücken zeigen dabei nach unten (Abb. 1).
2. Die linke Hand öffnet sich und wird, mit den Fingerspitzen voran, zur rechten Schulter und über sie hinaus geführt (Abb. 2).
3. Das Gewicht verlagert sich gleichzeitig zu zwei Dritteln nach rechts.
4. Die linke Handfläche dreht sich nach außen, die Finger strecken und spreizen sich – wie Drachenkrallen (Abb. 3).
5. Die Hand wird jetzt in einem waagrechten, großen Bogen vor dem Brustkorb nach links geführt. Der Arm ist dabei im Ellbogen und die Hand im Gelenk leicht angewinkelt (Abb. 4).

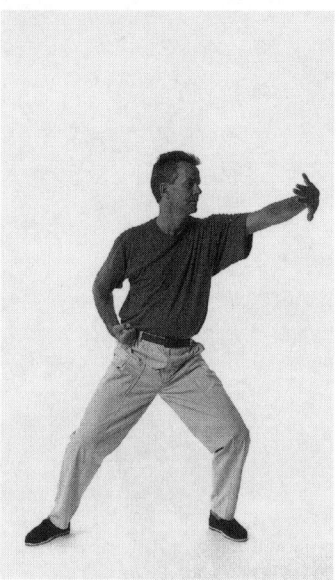
Abb. 5

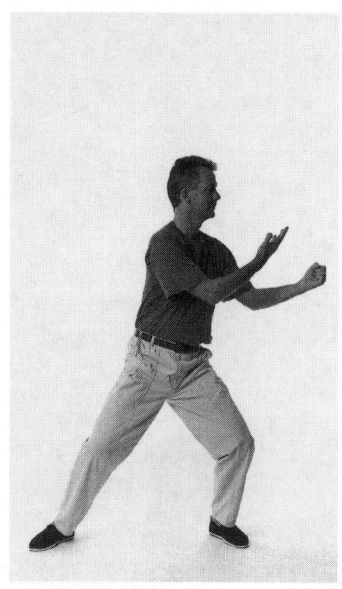
Abb. 6

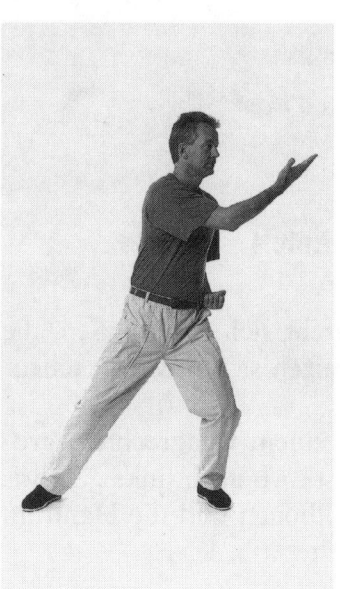
Abb. 7

6. Hüfte und Oberkörper drehen sich während dieser Bewegung mit, und das Gewicht verlagert sich dabei um zwei Drittel nach links (Abb. 5).
7. Nun wird die linke Hand zur Faust und so zur linken Hüfte herangezogen, daß am Ende der Handrücken wieder nach unten zeigt. Das Gewicht bleibt zwei Drittel links (Abb. 6).
8. Gleichzeitig öffnet sich die rechte Faust, die immer bei der rechten Hüfte war, und bewegt sich zur linken Schulter und über sie hinaus (Abb. 7).
9. Die rechte Handfläche dreht sich nach außen und so weiter.
10. 8 bis 16mal wiederholen.

Hinweis:
Der Blick folgt der Hand. Spüren Sie die Kraft, die sich von Ihrer Mitte zur Außenseite der Arme, zu Hand und Fingern hin entwickelt.

Atmung:
Überlassen Sie die Atmung sich selbst.

Variante:
Atmen Sie aus beim Kreisen der Hand vor dem Brustkorb und ein beim Heranziehen der Faust zur Hüfte und gleichzeitigen Hinausführen der anderen Hand zur gegenüberliegenden Schulter.

Wirkung:
Diese Übung kräftigt die Muskeln und Sehnen der Arme, Hände und Finger. Atem und Qi fließen in den Brustkorb und seitlich zu den Rippen. Wirkt heilend bei Erkrankungen in Schultern und Ellbogen.

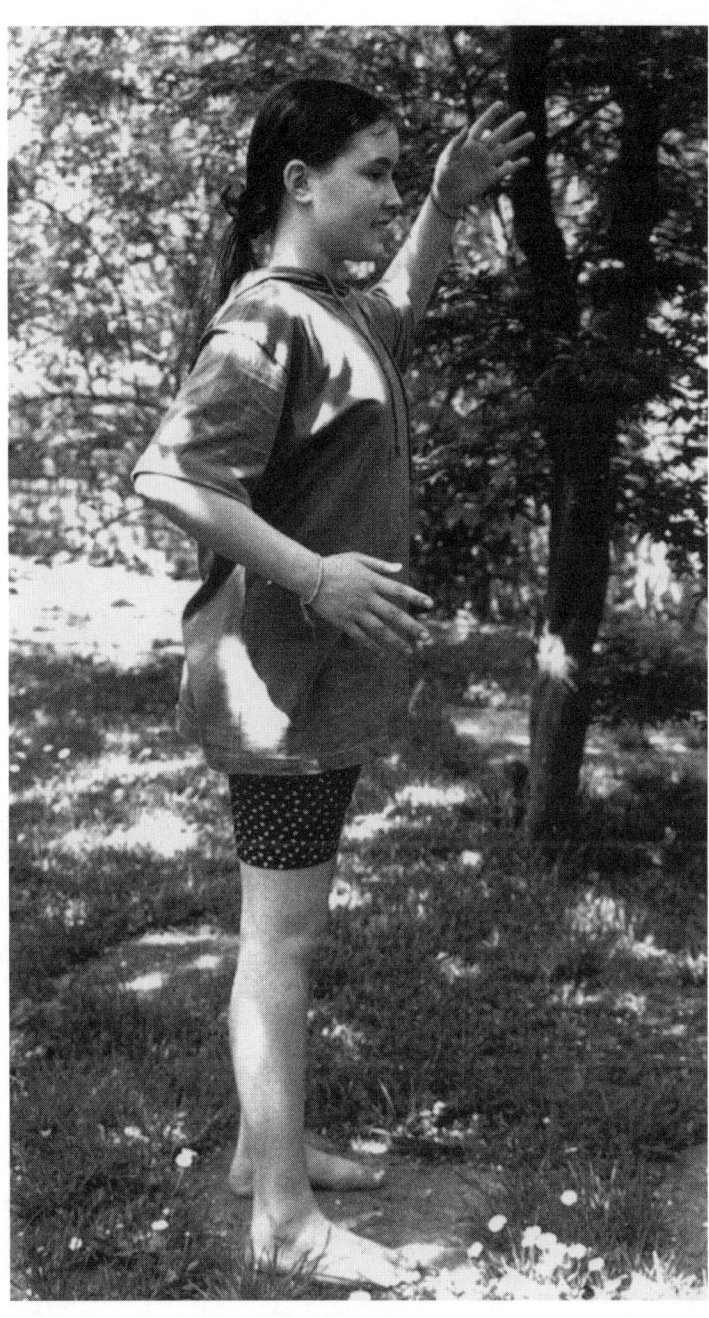

11

Kleine Fächer kreisen

Übung 11: Kleine Fächer kreisen

Parallelstand

1. Bringen Sie eine offene Hand neben den Kopf, die Innenfläche zeigt zur Schläfe, die gespreizten Finger zeigen nach vorn (Abb. 1).
2. Schieben Sie diese Hand in einem Kreisbogen nach vorn, hinunter, zurück neben die Hüfte und wieder zur Schläfe.
3. Die Hand beschreibt also einen großen, vertikalen Kreis. Sie bleibt dabei senkrecht und mit den Fingern nach vorn gerichtet.
4. Die andere Hand beschreibt dieselbe Bewegung auf der gegenüberliegenden Seite der Kreisbahn.
5. Sie ist unten, wenn jene oben ist, vorn, wenn jene neben dem Ohr ist und so weiter (Abb. 2).
6. Achten Sie auf eine gleichmäßige, nicht zu schnelle Bewegung.
7. Jedesmal, wenn sich eine Hand nach vorn schiebt, sinken Sie etwas in die Knie ein und kommen gleich wieder hoch. So entsteht eine federnde Senkrechtbewegung des ganzen aufrechten Körpers.
8. Nach 8 bis 16 Wiederholungen dreht sich die Bewegungsrichtung um: Sie ziehen die Hände waagrecht zur Schläfe, senken sie neben dem Körper und so weiter.

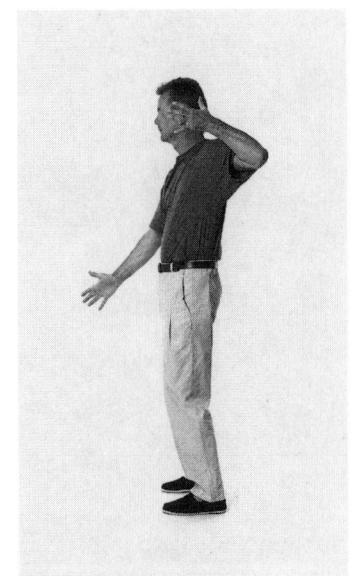 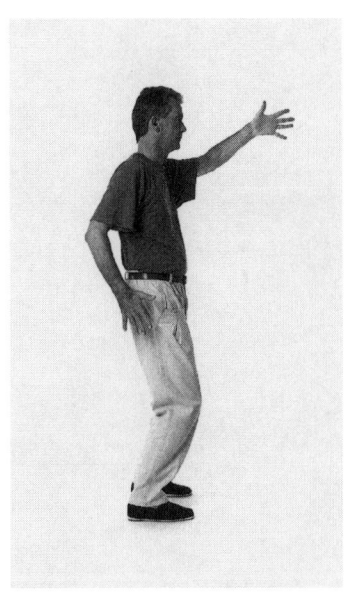

Abb. 1   Abb. 2

Hinweis:
Richten Sie den Blick nach vorn in die Weite. Aus Ihren Augenwinkeln können Sie die Kreisbewegung der Hände sehen. Die Hände sind immer gespannt, die Finger gespreizt – wie kleine Fächer.

Atmung:
Atmen Sie natürlich, der Bewegungsrhythmus kann schneller sein als der Atemrhythmus.

Variante:
Atmen Sie aus, wenn Sie in die Knie sinken, und ein beim Hochkommen.

Wirkung:
Die Übung lockert Hand-, Ellbogen- und Schultergelenke und reguliert den Qi-Fluß in den inneren Organen. Durch das leichte Wippen wird der ganze Körper entspannt. Über längere Zeit ausgeführt, ist die Bewegung hilfreich bei Erkrankungen in den Hand-, Ellbogen- und Schultergelenken und bei chronischen Beschwerden von Magen und Darm.

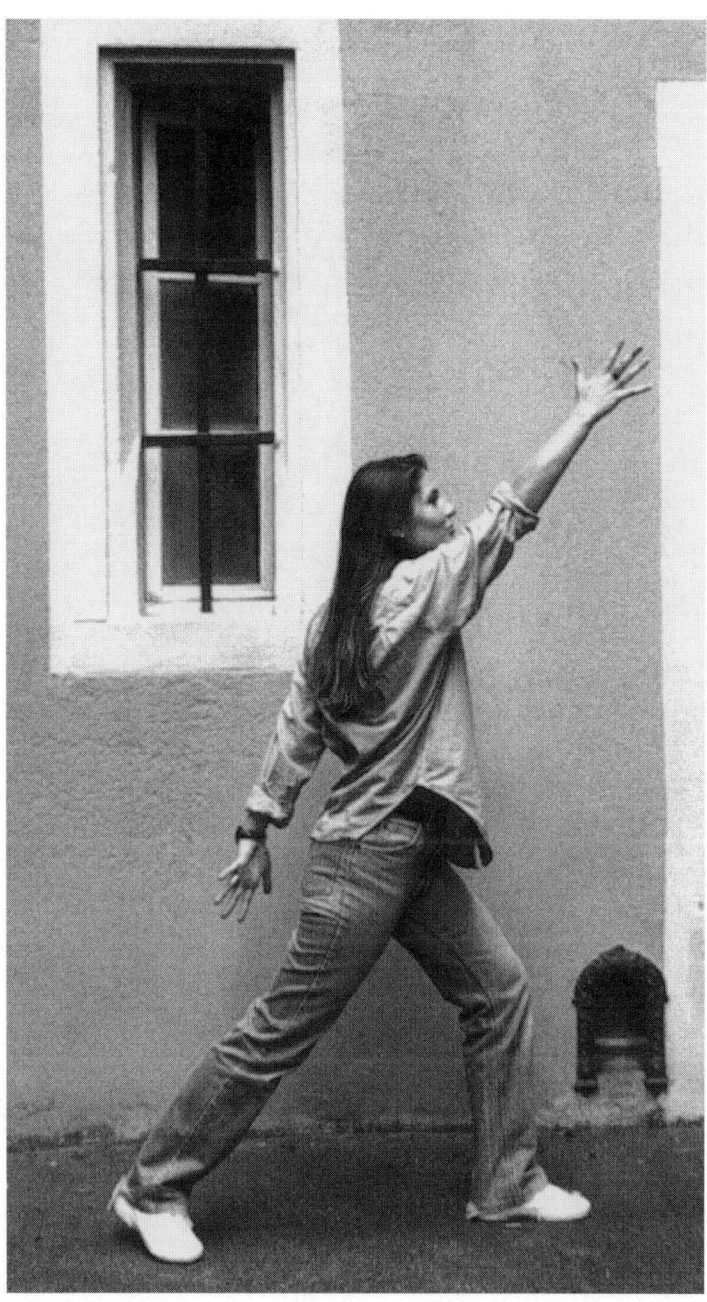

12

Den großen Fächer schwingen

Übung 12: Den großen Fächer schwingen

Reiterstand, Füße leicht ausgedreht

1. Drehen Sie sich nach rechts und schieben Sie das Gewicht zu 90 Prozent auf den rechten Fuß, dabei wird die linke Ferse etwas vom Boden weggezogen.
2. Das linke Bein ist gestreckt, das rechte im Knie gebogen.
3. Bei der Gewichtsverlagerung schwingen Sie die gestreckten Arme mit offenen, senkrechten Händen und gespreizten Fingern leicht und federnd nach oben: den linken Arm nach vorn, den rechten nach hinten (Abb. 1).
4. Entspannen Sie die Hände und die Arme.
5. Drehen Sie sich zur anderen Seite und verlagern Sie das Gewicht.
6. Die Arme pendeln vor dem Bauch etwas aus, bevor sie umgekehrt nach oben schwingen: rechter Arm nach vorn, linker nach hinten.
7. Wiederholen Sie die Bewegung nach beiden Seiten 8 bis 16mal.

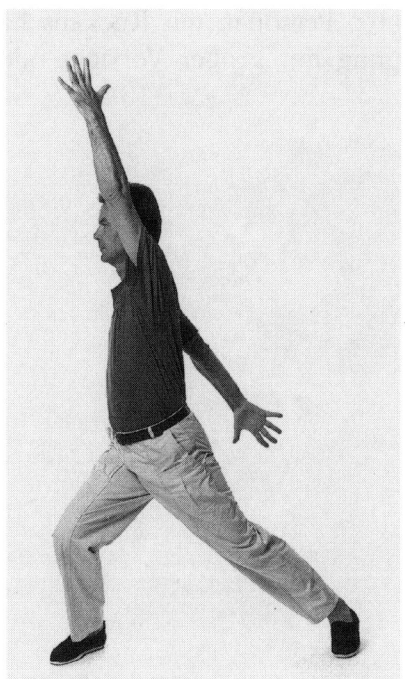

Abb. 1

Hinweis:
Lassen Sie Ihre Hände und Arme locker, bevor Sie sich drehen. Achten Sie darauf, daß der hintere Arm auch nach oben schwingt, jedoch nicht zu stark, das könnte Ihren Schultergelenken schaden. Strecken Sie das hintere Bein ganz aus, und drücken Sie die Ferse, die in der Luft ist, bewußt Richtung Boden. Vermeiden Sie ein Hohlkreuz. Personen mit Rückenschäden führen diese Bewegung mit großer Vorsicht oder gar nicht aus.

Atmung:
Der Atem fließt frei und ungehindert.

Wirkung:
Diese Bewegung lockert die Gelenke im ganzen Körper und gibt ihm Spannkraft. Sie wirkt mildernd bei Schmerzen im Brustkorb und dehnt, belebt und stärkt die Wirbelsäule.

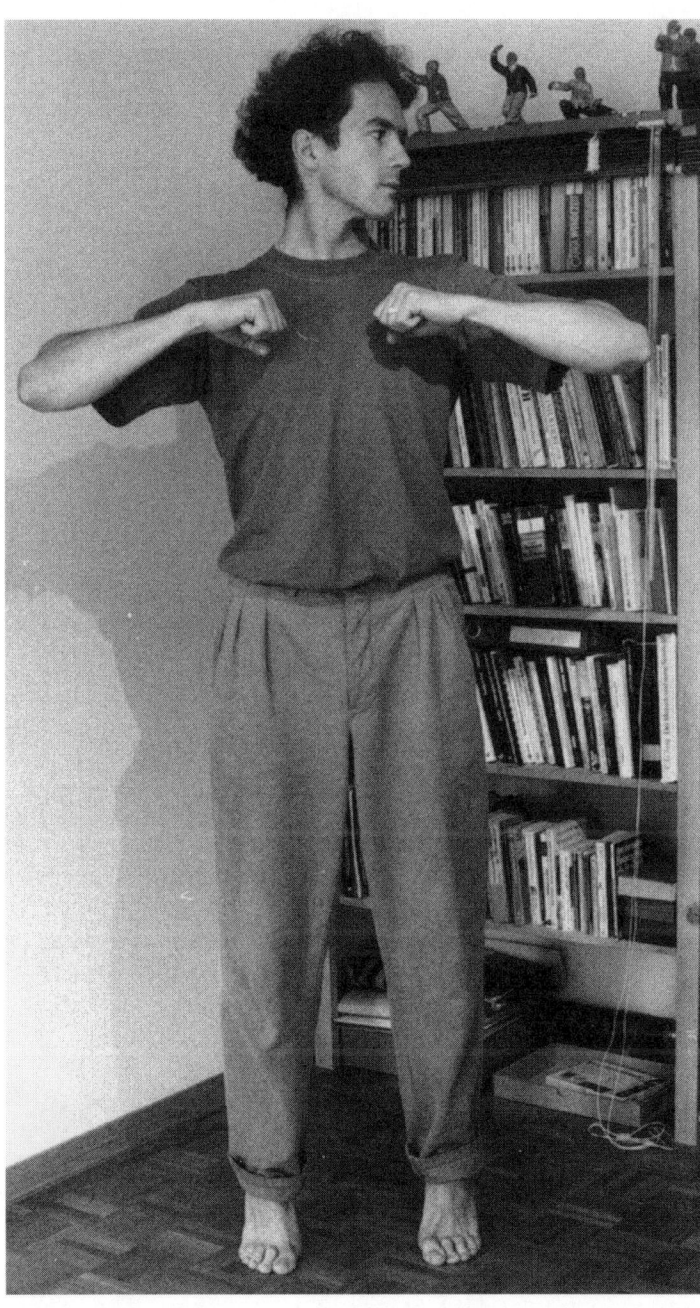

13

Hundert Krankheiten
abschütteln

Übung 13: Hundert Krankheiten abschütteln

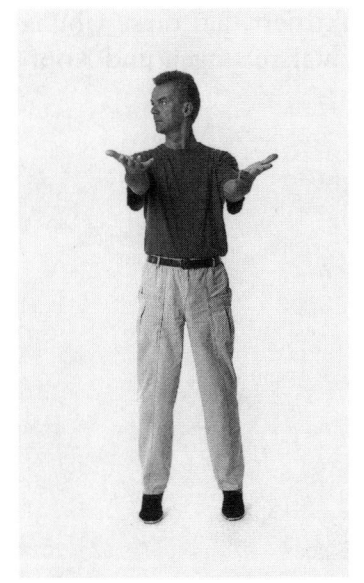
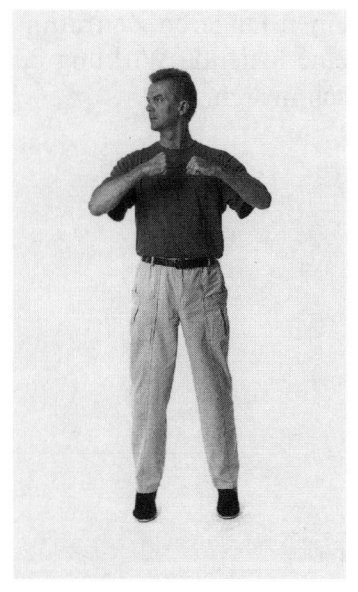
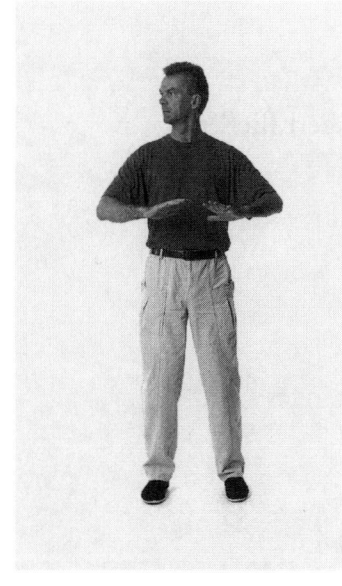
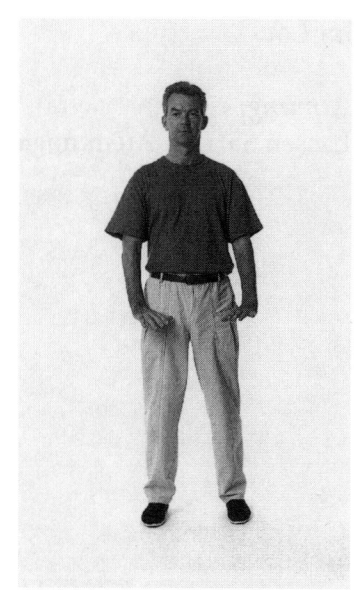

Abb. 1   Abb. 2   Abb. 3   Abb. 4

Parallelstand

1. Bringen Sie die fast gestreckten Arme nach vorn bis auf Brusthöhe, Handflächen nach oben, und heben Sie dabei die Fersen vom Boden an.
2. Drehen Sie den Kopf gleichzeitig nach rechts (Abb. 1).
3. Die Beine sind gestreckt.
4. Bilden Sie Fäuste, und ziehen Sie diese zur Brust (Abb. 2).
5. Öffnen Sie die Fäuste, drehen Sie die Handflächen nach unten, und senken Sie die Hände langsam vor Brust und Bauch (Abb. 3).
6. Gleichzeitig fallen die Fersen locker zum Boden zurück.
7. Drehen Sie erst jetzt den Kopf nach vorn (Abb. 4).
8. Drehen Sie ihn weiter nach links, heben Sie gleichzeitig die Arme, und führen Sie die Bewegung wie oben beschrieben fort.
9. Maximal 7mal wiederholen.

Hinweis:
Führen Sie die Übung am Anfang nur 1 bis 2mal aus, und steigern Sie sie allmählich. Die Beine sind gestreckt, aber nicht durchgestreckt. Beim Hinunterfallen bleiben die Knie locker, damit sie abfedern können. Denken Sie an den goldenen Faden, und schauen Sie in die Ferne. Der ganze Körper ist immer aufrecht im Lot.

Atmung:
Lassen Sie den Atem ungehindert fließen.

Variante:
Beim Hochkommen einatmen, beim Hinunterfallen ausatmen.

Wirkung:
Das Hinunterfallen bewirkt eine feine Vibration der Wirbelsäule, Nerven (Ganglien) und des Gehirns. Über einen längeren Zeitraum praktiziert, hat diese Übung eine heilende Wirkung bei Schlafstörungen und Kopfschmerzen.

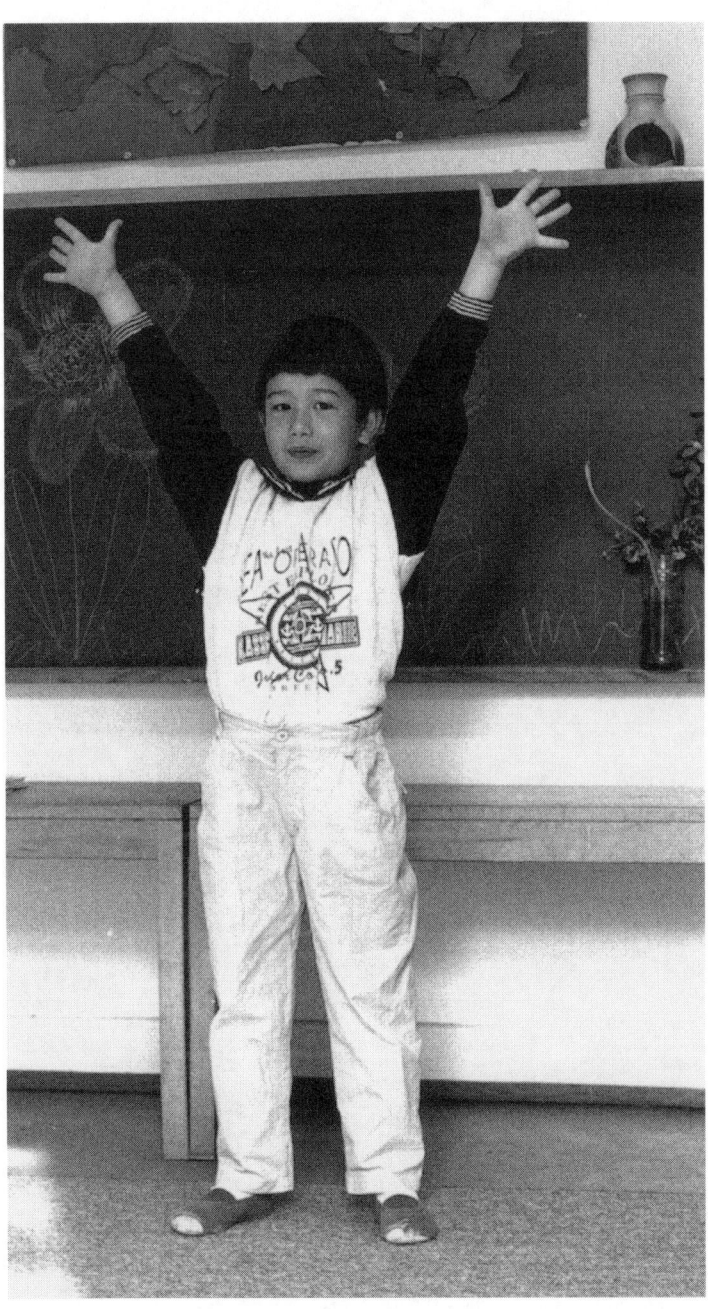

14

Die Arme schwingen
und kreuzen

Übung 14: Die Arme schwingen und kreuzen

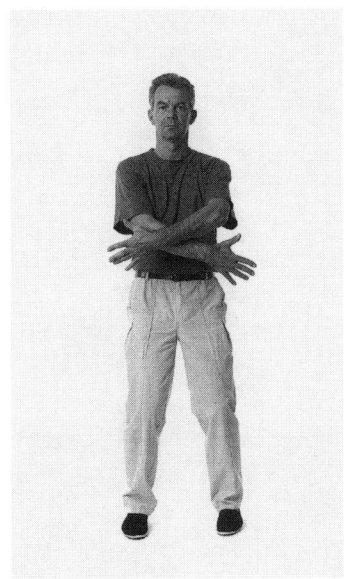

Abb. 1

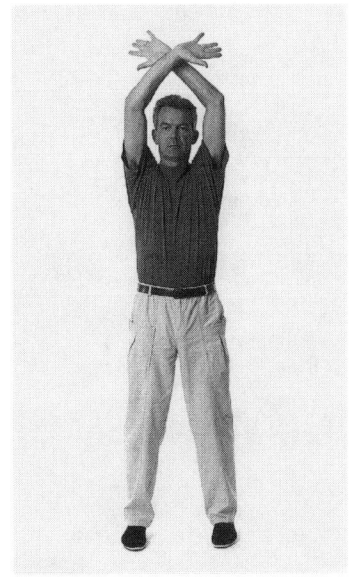

Abb. 2

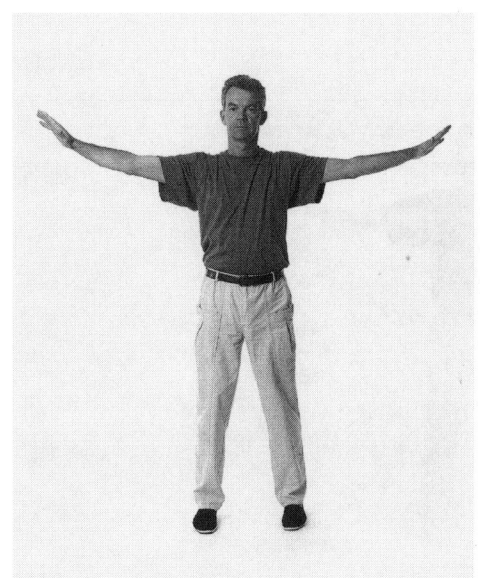

Abb. 3

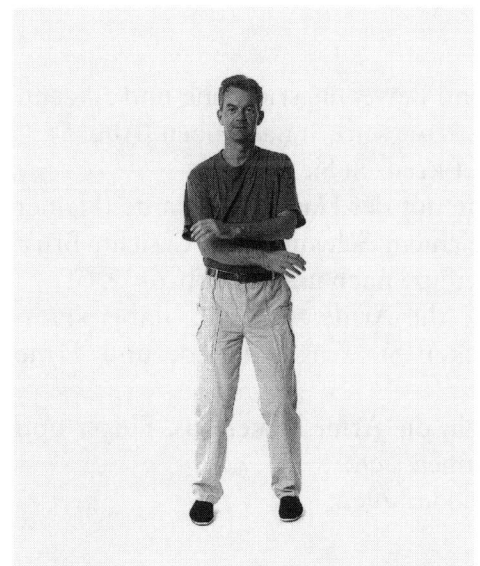

Abb. 4

Parallelstand

1. Führen Sie die nach unten gestreckten Arme vor dem Bauch zusammen, und kreuzen Sie sie (Abb. 1).
2. Bringen Sie die Arme über den Kopf, die Handflächen schauen nach vorn (Abb. 2).
3. Lassen Sie sie seitlich herabfallen und vor dem Bauch locker auspendeln (Abb. 3+4).
4. Spannen und strecken Sie die Finger, Hände und Arme, wenn Sie sie mit leichtem Schwung kreuzen und nach oben führen, und entspannen Sie danach.
5. Der Bewegungsakzent oder Schwung liegt in der Aufwärtsbewegung.
6. 8 bis 16mal wiederholen.

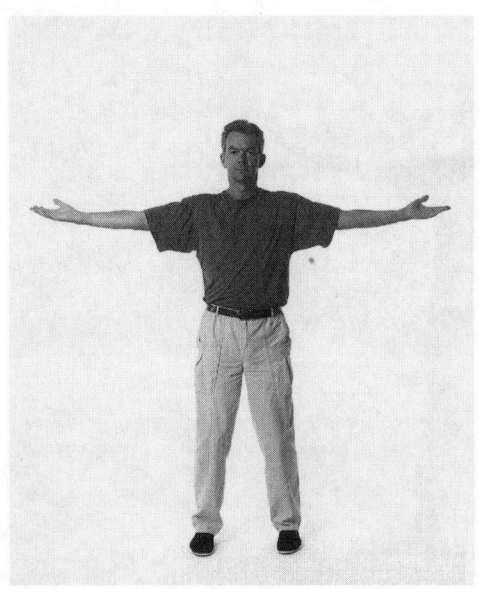

Abb. 5

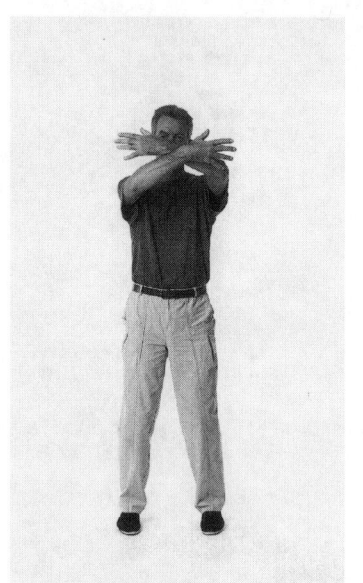

Abb. 6

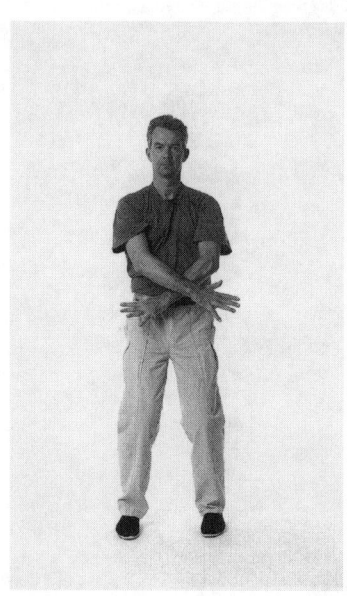

Abb. 7

7. Ändern Sie dann Bewegungsrichtung und Akzent.
8. Sie führen die Arme seitlich nach oben (Abb. 5).
9. Über dem Kopf kreuzen Sie sie.
10. Drücken Sie sie mit der Handaußenkante (kleiner Finger) und leichtem Schwung vor Gesicht, Brust und Bauch gekreuzt nach unten (Abb. 6+7).
11. Schwingen Sie die Arme zur Seite, dabei spannen und strecken Sie Finger, Hände und Arme (Abb. 8).
12. Danach pendeln die Arme locker aus, Finger und Hände entspannen sich.
13. 8 bis 16mal wiederholen.

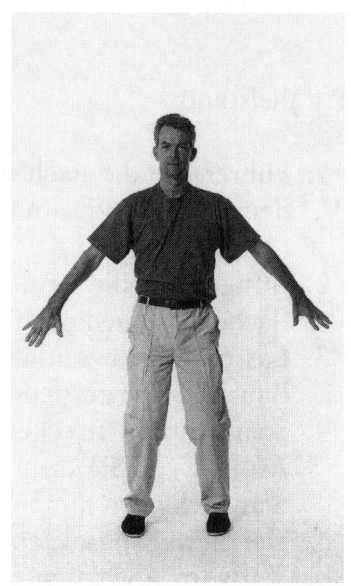

Abb. 8

Übung 14: Die Arme schwingen und kreuzen

Hinweis:
Führen Sie die Bewegung nur so schnell aus, daß Sie den Unterschied von Spannung und Entspannung deutlich wahrnehmen können. Wechseln Sie die Arme beim Kreuzen, so daß mal der eine, mal der andere näher beim Körper ist.

Atmung:
Lassen Sie den Atem frei fließen, er braucht nicht mit der Bewegung synchron zu sein.

Variante:
Atmen Sie jeweils beim Hochbringen der Arme ein, beim Hinunterführen aus.

Wirkung:
Die Bewegung lockert, stärkt und dehnt die Muskeln, Sehnen, Faszien und Meridiane der Arme und stärkt das Qi in Lungen und Nieren. Beugt Entzündungen im Schulterbereich sowie chronischer Entzündung der Nieren vor.

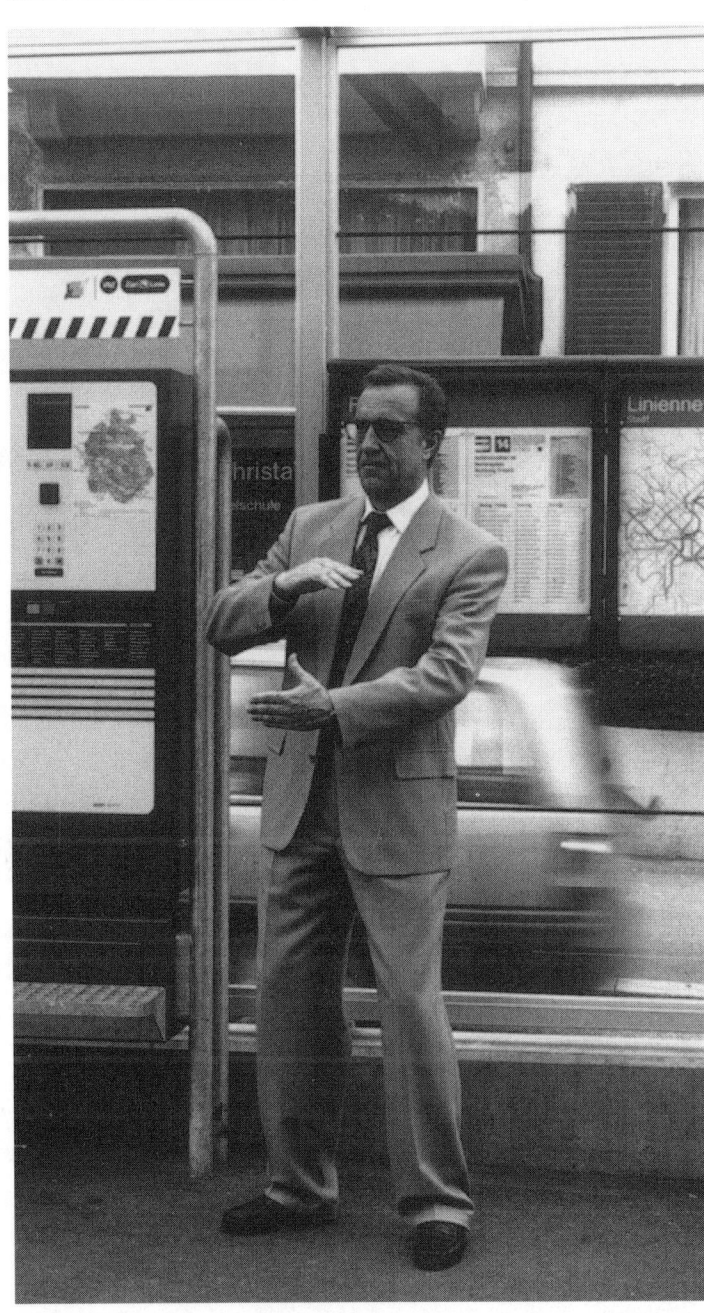

15
Wirkungsvolle Handbewegung

Übung 15: Wirkungsvolle Handbewegung

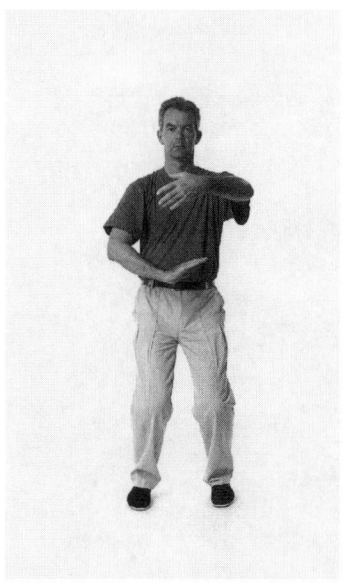

Abb. 1

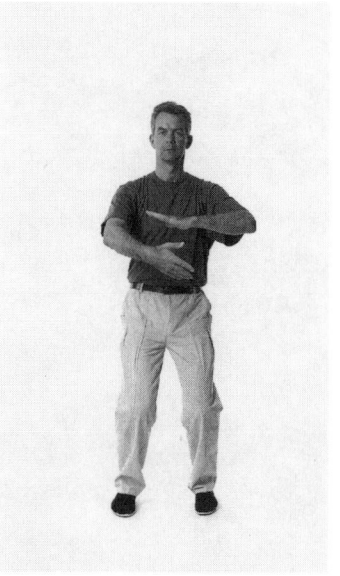

Abb. 2

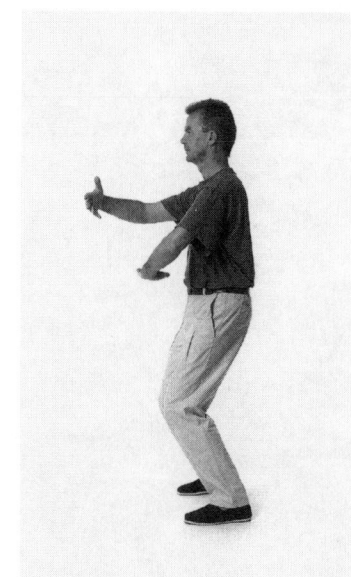

Abb. 3

Parallelstand

1. Bringen Sie eine Hand vor den Hals (Abb. 1).
2. Drehen Sie die Handfläche nach unten, und drücken Sie sie sanft, aber bestimmt nahe vor Brust und Bauch hinunter (Abb. 2).
3. Sinken Sie dabei etwas in die Knie ein, und kommen Sie gleich wieder hoch.
4. Gleichzeitig kommt die andere Hand, die Innenfläche dem Oberkörper zugewandt und weiter entfernt, hoch (Abb. 3).
5. So entstehen weiche, kreisende Bewegungen.
6. 8 bis 32mal wiederholen.

Hinweis:
»Wirkungsvolle Handbewegung« bedeutet, daß Ihre Aufmerksamkeit ganz bei der Hand ist, die nahe vor dem Brustbein hinuntergedrückt. Spüren Sie den Luftwiderstand unter der Handfläche.

Atmung:
Der Atem fließt frei.

Wirkung:
Die Bewegung stärkt Muskeln und Sehnen der Hände, Arme und Schultern. Sie ist gut für Leber und Nieren, beruhigt und vertieft den Atem und erleichtert den absinkenden Fluß des Qi im Dienergefäß.

16

Die Fäuste ballen, die Finger strecken

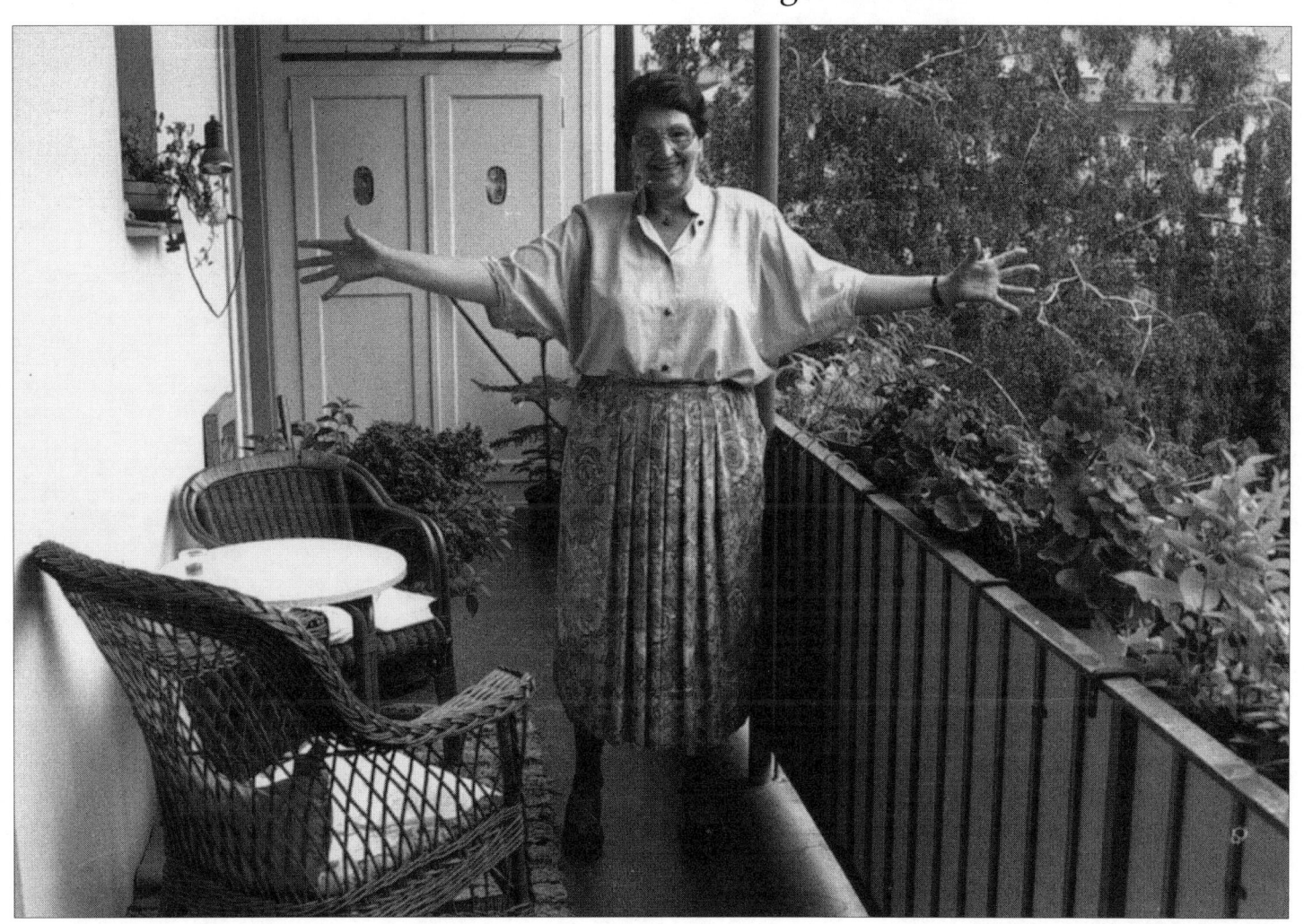

Übung 16: Die Fäuste ballen, die Finger strecken

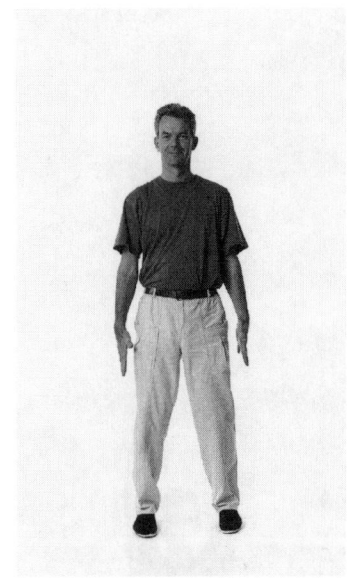
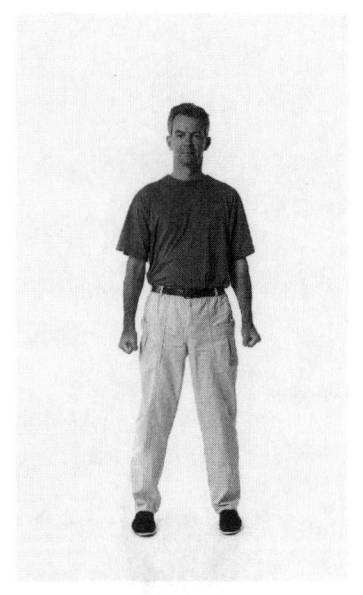

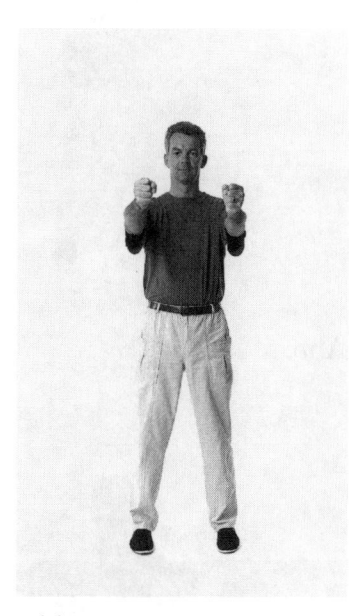

Abb. 1   Abb. 2   Abb. 3   Abb. 4

Parallelstand

1. Strecken Sie die Finger weit auseinander.
2. Entspannen Sie sie.
3. Bilden Sie Fäuste, die Daumen legen sich über die anderen Finger.
4. Drücken Sie für einen kurzen Moment.
5. Entspannen Sie wieder, bevor Sie die Finger von neuem strecken.
6. Die Arme sind dabei in vier verschiedenen Stellungen.
7. Wiederholen Sie eine Übung 16 bis 48mal in derselben Stellung.

Erste Stellung: Arme seitlich am Körper nach unten gestreckt, Handflächen zum Oberschenkel gedreht (Abb. 1+2).

Zweite Stellung: Arme nach vorn gestreckt, Handflächen zueinander gewandt (Abb. 3+4).

Dritte Stellung: Arme seitlich ausgestreckt, Handflächen nach vorn (Abb. 5+6).

Vierte Stellung: Arme über den Kopf nach oben gestreckt (Schultern unten lassen), Handflächen zugewandt (Abb. 7+8).

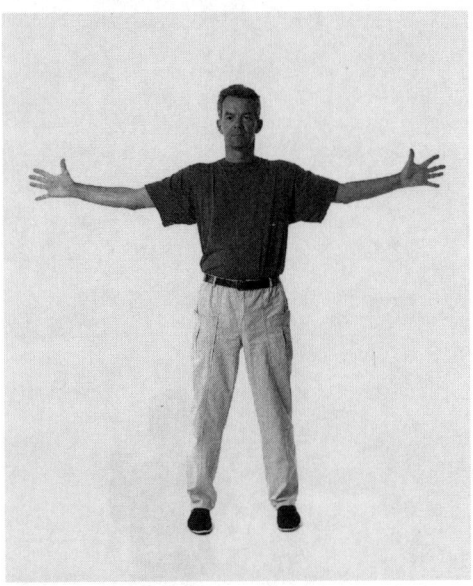

Abb. 5

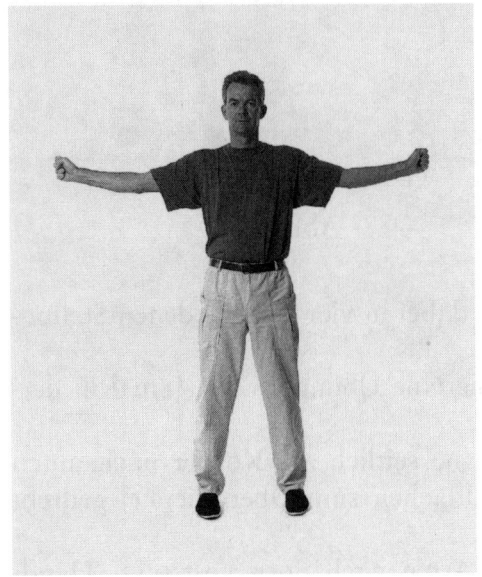

Abb. 6

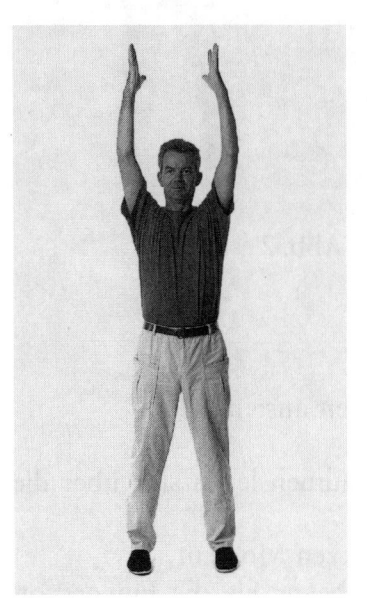

Abb. 7

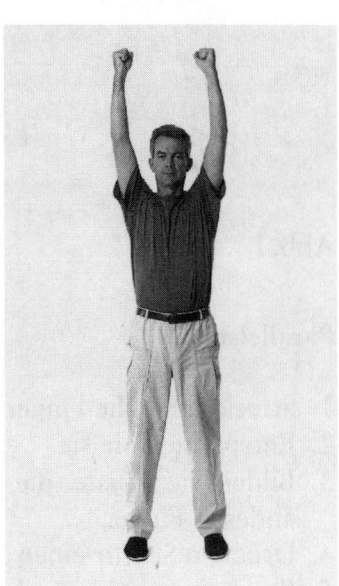

Abb. 8

Übung 16: Die Fäuste ballen, die Finger strecken

Hinweis:
Es gibt von dieser Übung zwei Versionen.
  A. Wenn Sie vor allem Muskeln und Sehnen der Finger, Hände und Arme stärken wollen, führen Sie die Bewegung kräftig aus. Es entwickelt sich Wai-Juang.
  B. Wenn Sie vor allem mehr Qi in Fingern, Händen, Armen und Schultern entwickeln möchten, damit es dem ganzen System zufließen kann und somit Ihre Gesundheit und Ihr Wohlbefinden stärkt, spannen Sie im Laufe der Zeit (Wochen oder Monate) die Muskeln beim Strecken und Fäusteballen weniger an und sind mit Ihrer Aufmerksamkeit um so mehr dabei. Die Gedankenkraft übernimmt die Aufgabe der Muskelkraft. Nach alter Überlieferung können die Gedanken oder der Geist das Qi viel besser und effizienter beeinflussen als reine Körperkraft: Die reine Körperübung wird zur meditativen Bewegungskunst. Es entwickelt sich Nei-Juang. Legen Sie am Schluß der Übung beide Hände für eine Weile aufs Dantian, lassen Sie den Atem und das Qi, das sich »außen« in den Gliedern gebildet hat, dorthin fließen (siehe Seite 27+28).

Atmung:
Sie können bei beiden Versionen den Atem frei fließen lassen und sich auf die Bewegung des Streckens und Spannens konzentrieren. Die Bewegung braucht nicht mit dem Atemrhythmus übereinzustimmen. Um einen größeren Effekt zu erzielen, spannen oder strecken Sie beim Ausatmen und entspannen beim Einatmen.

Wirkung:
Da einige Meridiane an den Fingern beginnen oder enden, werden sie in dieser Übung besonders stimuliert. Das Qi, das in den Fingern, Händen, Armen und Schultern gebildet wird, fließt ins Dantian und von dort in das ganze System. Die Übung erhöht die Vitalität und Abwehrkraft im ganzen Körper und stärkt die inneren Organe. Sie führt den Fingern mehr Blut zu und wärmt die Hände.

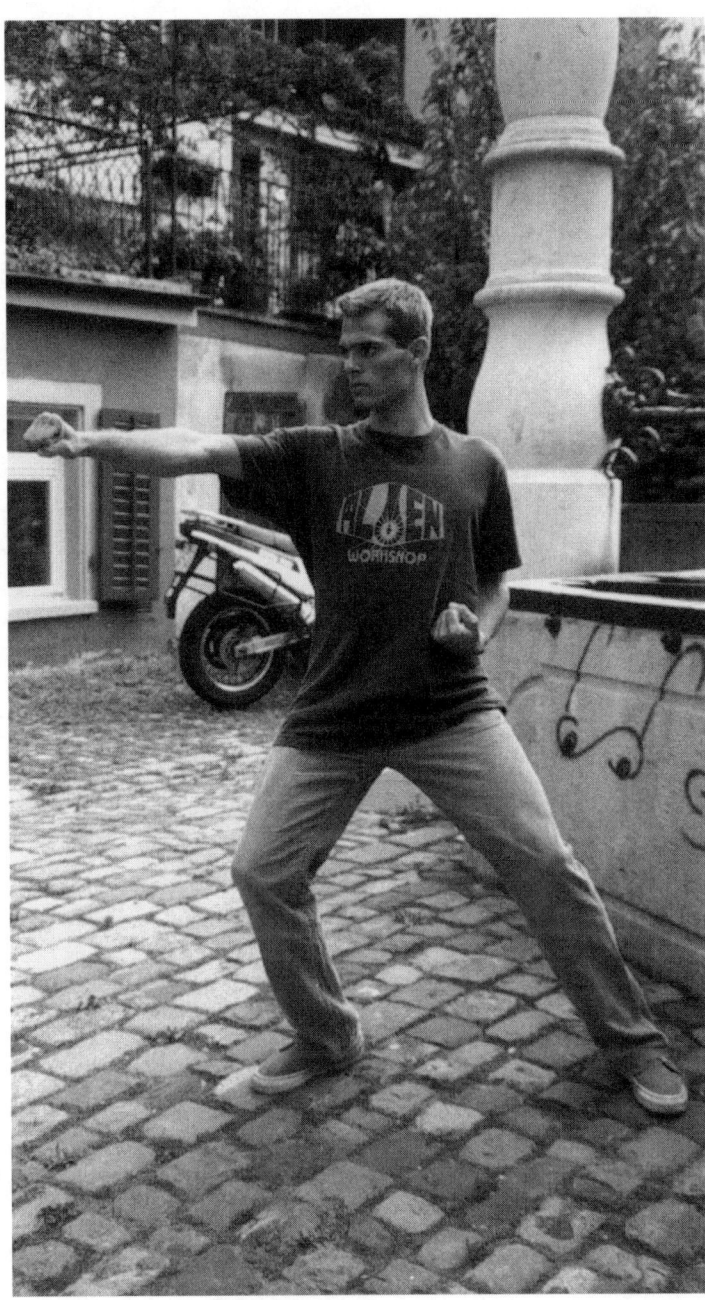

17

Fauststoß – Die Augen funkeln

Übung 17: Fauststoß – Die Augen funkeln

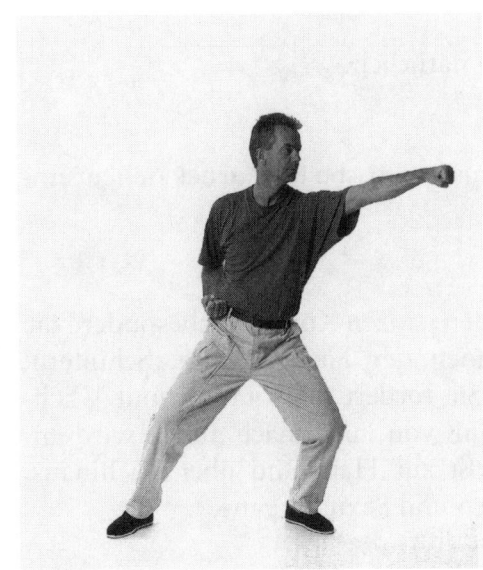

Abb. 1

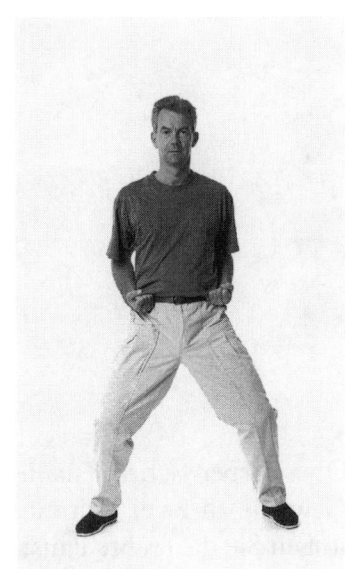

Abb. 2

Reiterstand, Füße leicht ausgedreht

1. Ziehen Sie die Fäuste zur Hüfte heran, Handrücken nach unten, Ellbogen zurückgezogen.
2. Stoßen Sie die linke Faust schräg nach links vorn, und drehen Sie sie dabei, so daß bei gestrecktem Arm der Handrücken nach oben zeigt, etwa in Schulterhöhe.
3. Hüfte und Oberkörper drehen sich während des Fauststoßes mit.
4. Das Gewicht verlagert sich dabei zu zwei Dritteln auf den linken Fuß.
5. Die Augen sind weit geöffnet und »funkeln« (Abb. 1).
6. Pressen Sie die Finger während des Fauststoßes zusammen, am Ende lassen Sie den Druck nach, die Faust ist locker.
7. Ziehen Sie dann sofort die linke Faust zur Hüfte zurück, und verlagern Sie das Gewicht zur Mitte (Abb. 2).

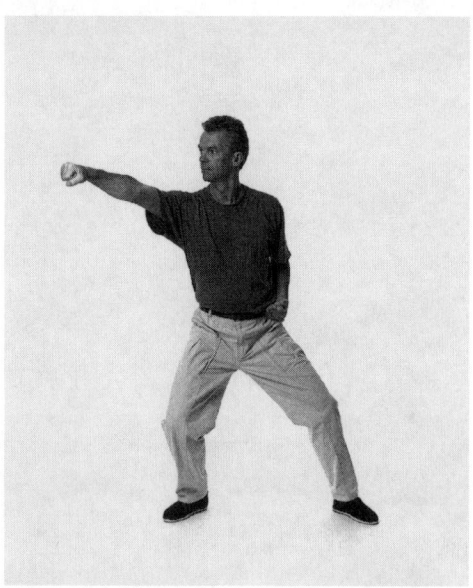

Abb. 3

Hinweis:
Achten Sie darauf, daß der Oberkörper immer aufrecht bleibt. Konzentrieren Sie sich beim Fauststoß auf das Dantian, und nehmen Sie wahr, wie die Kraft aus Ihrer Mitte in die Faust strömt. Der Stoß ist weich und kraftvoll zugleich und wird langsam ausgeführt.

Atmung:
Atmen Sie frei und natürlich.

Variante:
Beim Fauststoß ausatmen, beim Zurückziehen einatmen.

Wirkung:
Die Übung stärkt den ganzen Körper, insbesondere die Muskeln und Sehnen der Finger, Arme, Schultern, Hüfte und Beine. Sie fördert die Vitalität und Wachheit. Der Energiefluß von innen nach außen wird angeregt, das Qi fließt zur Haut und über sie hinaus. Stärkung der Nieren und Sexualorgane.

8. Drehen Sie Hüfte und Oberkörper schräg nach rechts, verlagern Sie das Gewicht zu zwei Dritteln auf den rechten Fuß, und stoßen Sie die rechte Faust schräg nach rechts vorn (Abb. 3).
9. Wiederholen Sie den Fauststoß abwechselnd bis zu 32mal zu jeder Seite.

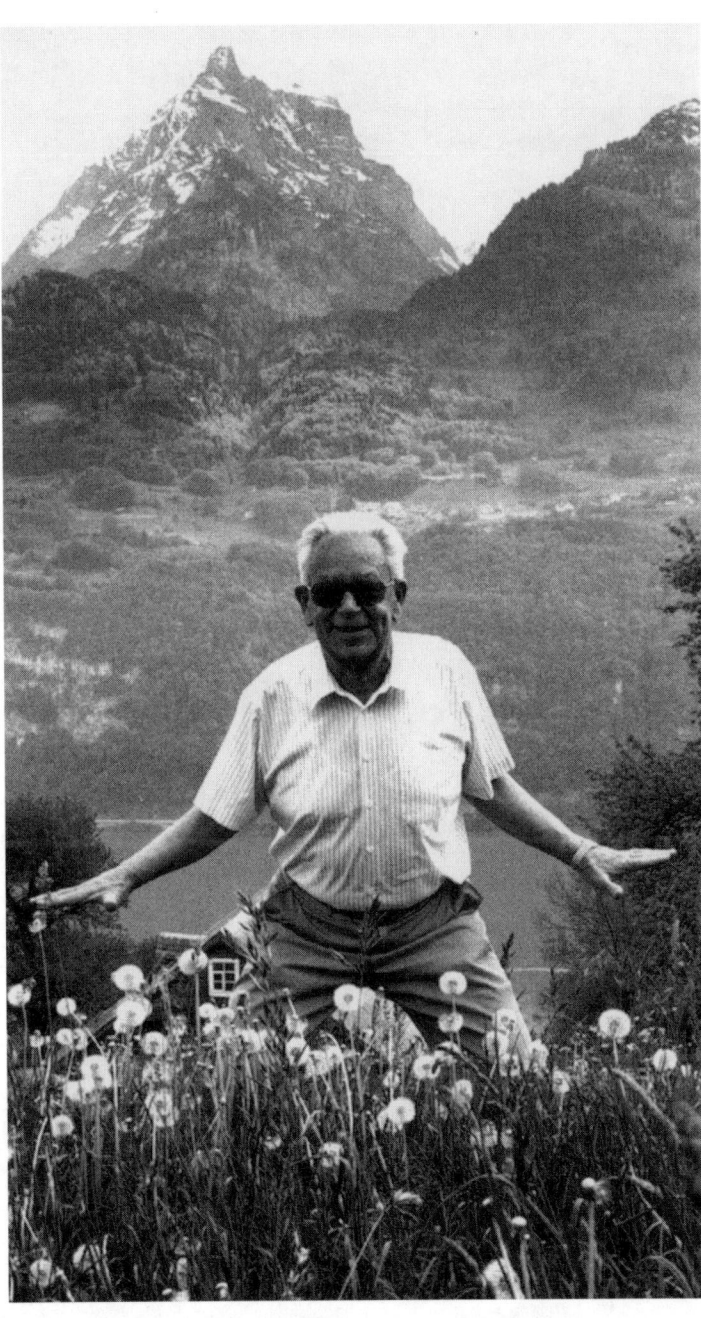

18

Drei Pfähle im Grund –
In die Ferne schauen

Übung 18: Drei Pfähle im Grund – In die Ferne schauen

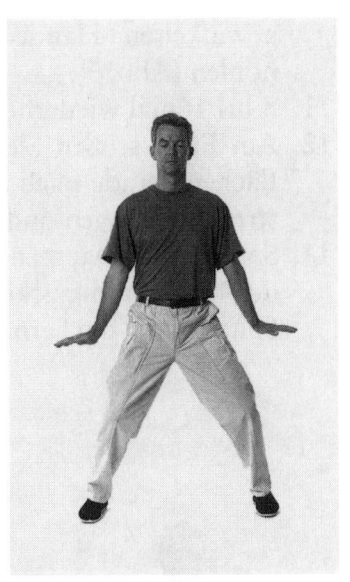 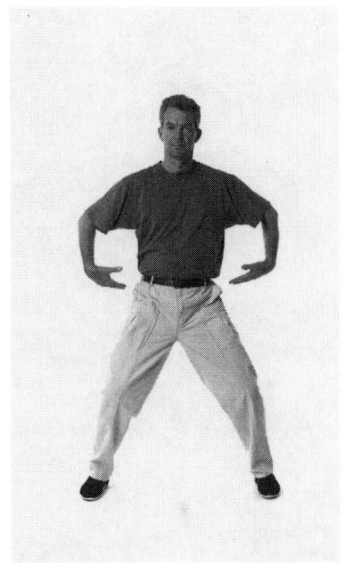 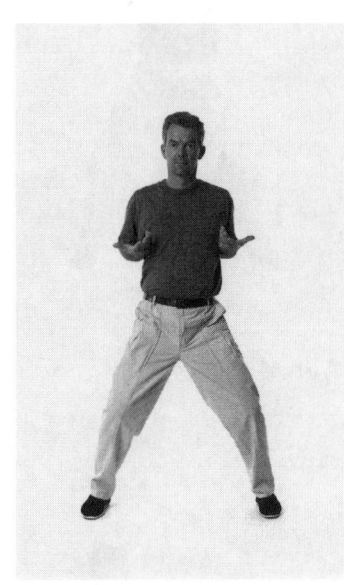

Abb. 1 Abb. 2 Abb. 3

Reiterstand

1. Verlagern Sie das Gewicht gleichmäßig auf beide Füße, die Knie sind gebeugt. Sie sitzen auf einem »Pfahl«.
2. Die Arme sind gestreckt und zeigen seitlich schräg nach unten.
3. Die Hände sind angewinkelt, die Fingerspitzen zeigen von den Beinen weg und die Handflächen zur Erde. Sie stoßen »Pfähle in den Grund« (Abb. 1).
4. Mit gesenktem Blick oder geschlossenen Augen atmen Sie ruhig und tief 8 bis 16mal.
5. Ziehen Sie dann die Hände an den Seiten des Brustkorbes entlang hoch, die Fingerspitzen zeigen nach hinten, und die Handgelenke sind gebogen (Abb. 2).
6. Unter den Achselhöhlen drehen die Hände ein, so daß die Fingerspitzen zuerst zum Brustkorb, dann nach vorn zeigen. Die Handflächen drehen sich dabei nach oben (Abb. 3).

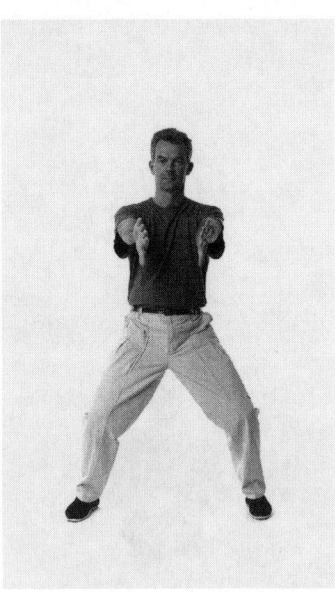

Abb. 4

7. Anschließend stoßen die Hände nach vorn und drehen dabei nach außen.
8. Die Arme sind waagrecht nach vorn ausgestreckt, die Handrücken einander zugewandt (Abb. 4).
9. Schieben Sie die Hände und gestreckten Arme seitlich auseinander (Abb. 5).
10. Biegen Sie im Ellbogen ab, und führen Sie die angewinkelten Hände wieder unter die Achselhöhlen (Abb. 6).
11. 8 bis 16mal wiederholen.
12. Am Ende stoßen Sie die Hände mit den Innenflächen gerade nach vorn, die Arme sind fast gestreckt, Ellbogen und Schultern entspannt.
13. Spreizen Sie Daumen und Zeigefinger ab, und bilden Sie ein dreieckiges »Fenster«, über dessen Spitze Sie in die Ferne schauen (Abb. 7).

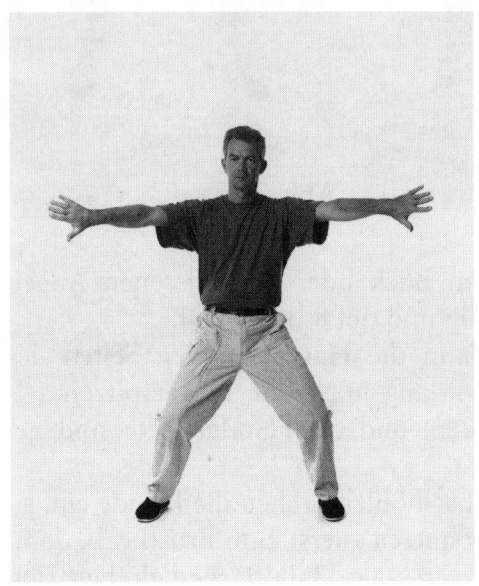

Abb. 5

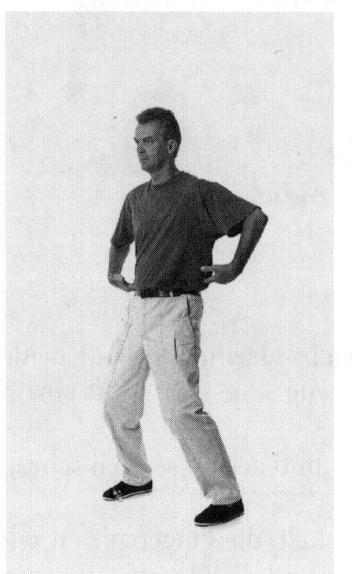

Abb. 6

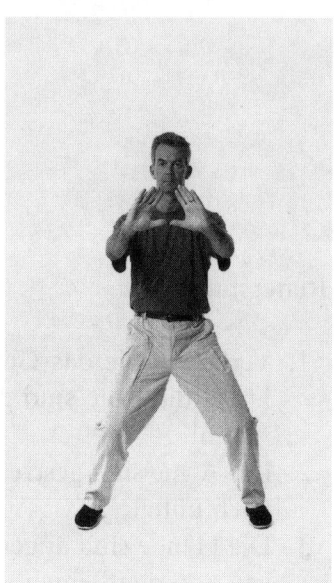

Abb. 7

14. Bringen Sie Ihre Aufmerksamkeit hinunter ins Dantian, und atmen Sie ruhig und fließend 8 bis 16mal.
15. Ziehen Sie danach die Hände langsam heran, drehen die Innenflächen nach unten und senken sie langsam vor dem Brustkorb und Bauch.

Hinweis:
Die Armbewegung im Mittelteil der Übung erinnert an Brustschwimmen.

Atmung:
Lassen Sie den Atem während der »Schwimmbewegung« frei fließen.

Variante:
Atmen Sie beim Auseinanderschieben und Zurücknehmen der Arme ein und beim Stoßen der Hände nach vorn aus.

Wirkung:
Die tiefe Ruhestellung wirkt ausgleichend auf die vorangegangene Übung. Das Qi fließt von außen nach innen zurück ins Dantian. Die »Schwimmbewegung« stärkt Muskeln und Sehnen in Händen, Armen und Schultern, lockert die Gelenke und massiert die Faszien. Sie stärkt das Qi in Zwerchfell und Leber, vertieft und beruhigt die Atmung. Die Übung erfrischt und klärt den Verstand. Über längere Zeit praktiziert, hat sie eine heilende Wirkung bei Bluthochdruck und Asthma.

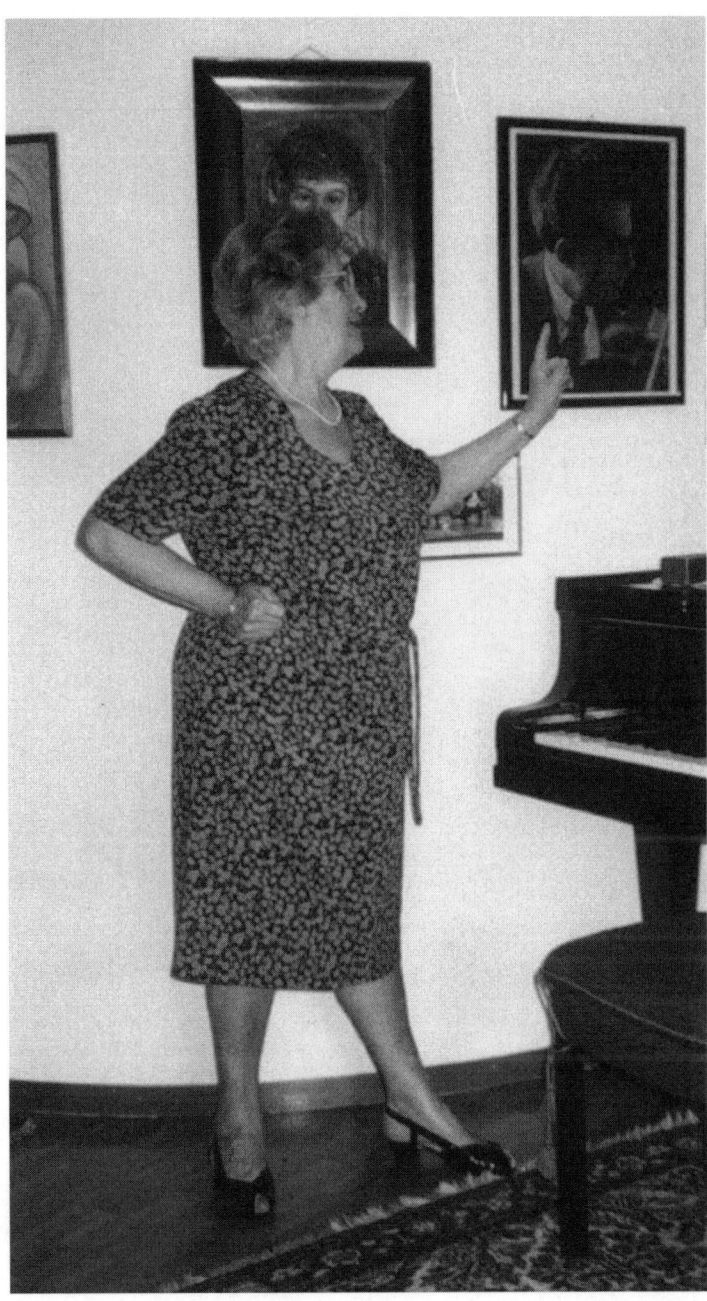

19

Den Zeigefinger strecken

Übung 19: Den Zeigefinger strecken

Parallelstand

1. Drehen Sie den linken Fuß auf der Ferse um 45 Grad nach links, das Gewicht ist im rechten, nicht ganz gestreckten Bein.
2. Hüfte und Oberkörper drehen mit.
3. Die rechte, lockere Faust ist seitlich an der Taille, der Handrücken zeigt nach unten.
4. Die linke Hand bewegt sich auf Herzhöhe vom Brustbein weg nach vorn, so weit, daß der Arm beinahe gestreckt ist.
5. Die Schultern bleiben entspannt.
6. Winkeln Sie die Hand etwas an, so daß sich der linke Zeigefinger senkrecht nach oben streckt.
7. Der Daumen legt sich leicht über die anderen, eingerollten Finger.
8. Ihr Blick geht über die Fingerspitze hinaus weit in die Ferne (Abb. 1).
9. Sammeln Sie sich im Dantian, und lassen den Atem 8 bis 16mal aus- und einströmen.
10. Wechseln Sie die Position zur anderen Seite.

Hinweis:
Dies ist eine Ruhestellung, Ihre Gedanken sind beim senkrechten Zeigefinger.

Atmung:
Der Atem fließt tief und ruhig.

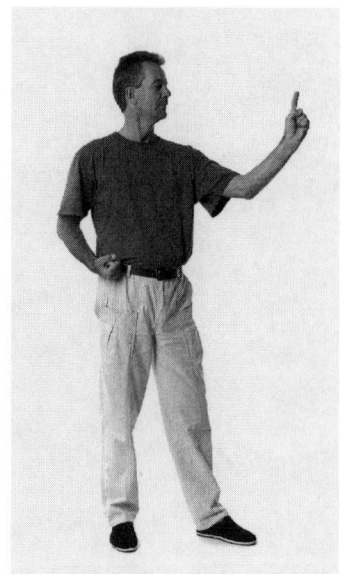

Abb. 1

Wirkung:
Die Stellung wirkt beruhigend, entspannend und zentrierend; sie erfrischt und klärt den Verstand. Sie wirkt regulierend auf den Dreifachen Erwärmer, beugt Entzündungen und Stauungen vor, kühlt die innere Hitze ab, und führt das Qi hinunter ins Dantian. Sie wirkt positiv auf das Nervensystem. Über längere Zeit praktiziert, kann die Übung eine heilende Wirkung bei Bluthochdruck und Asthma haben.

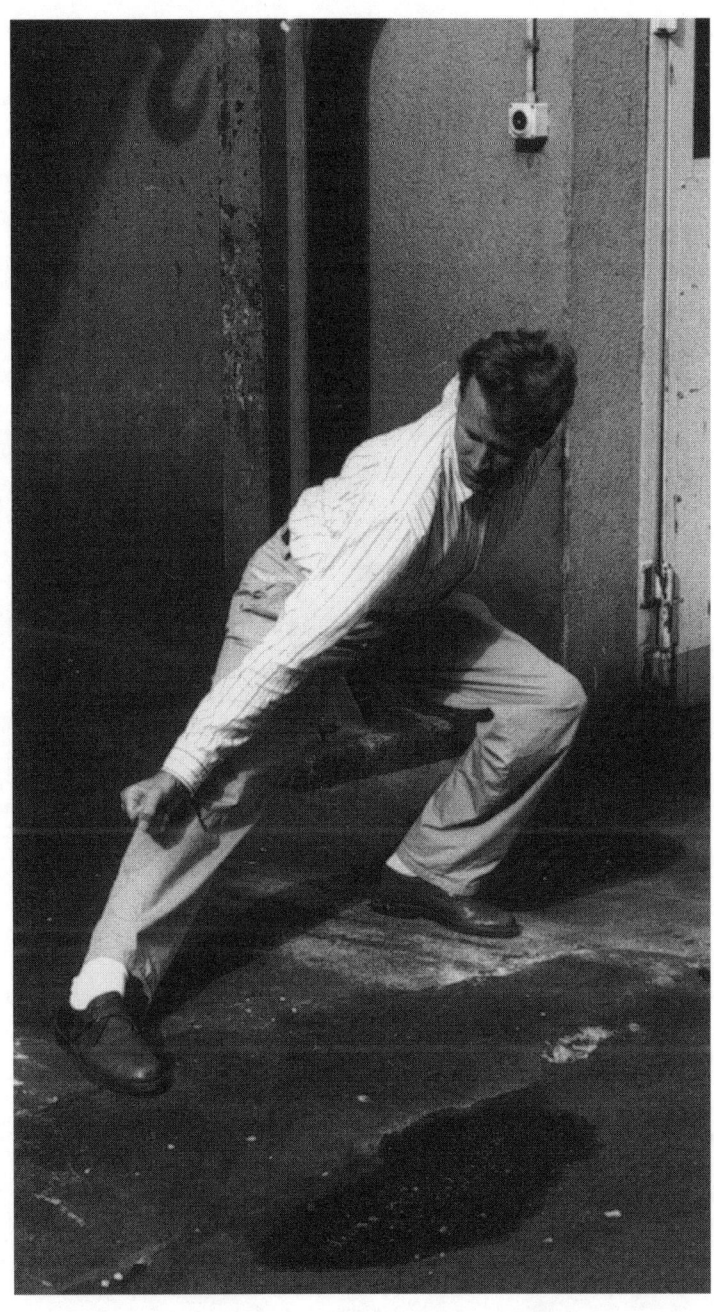

20
Die Pflanze mit
den Wurzeln ausreißen

Übung 20: Die Pflanze mit den Wurzeln ausreißen

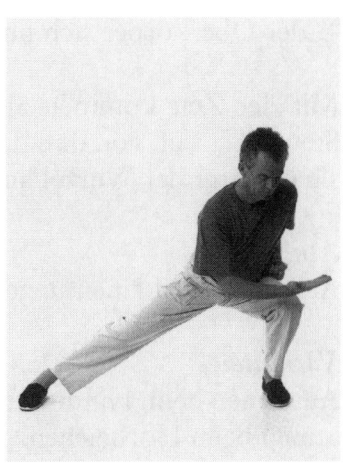 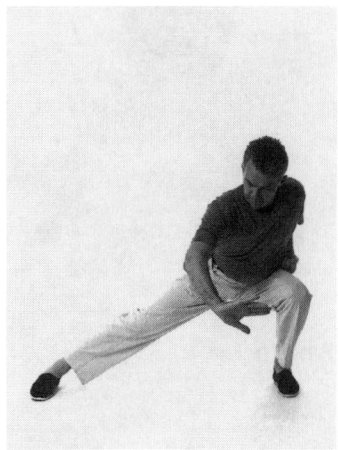 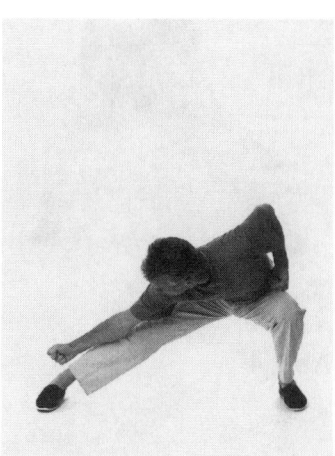

Abb. 1   Abb. 2   Abb. 3

Breiter Reiterstand

1. Die Füße sind parallel und weit auseinander.
2. Biegen Sie die Knie, und sinken Sie tiefer hinunter.
3. Ziehen Sie die Fäuste zu den Hüften, die Handrücken zeigen nach unten.
4. Verlagern Sie das Gewicht auf den linken Fuß, die Fußsohle bleibt vollständig am Boden. Gehen Sie etwas hinunter und strecken Sie das rechte Bein.
5. Führen Sie gleichzeitig die rechte, sich öffnende Hand mit den Fingerspitzen voran zum linken Knie (Abb. 1).
6. Drehen Sie die Handfläche nach außen (Abb. 2).
7. Führen Sie die Hand in einem großen Bogen zum äußeren Knöchel des rechten Fußes.
8. Dabei neigt sich der gerade Oberkörper schräg nach vorn, und Sie sinken noch tiefer hinunter über den linken Fuß.
9. Das rechte Bein bleibt gestreckt, das Gewicht auf dem linken Fuß, und die Augen folgen der Handbewegung.
10. Wenn die Hand beim rechten Außenknöchel angekommen ist, bildet sie eine Faust, die sich dreht, bis der eingerollte kleine Finger neben dem Knöchel ist (Abb. 3).

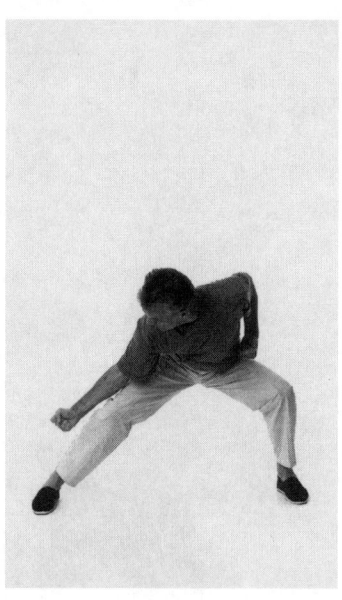 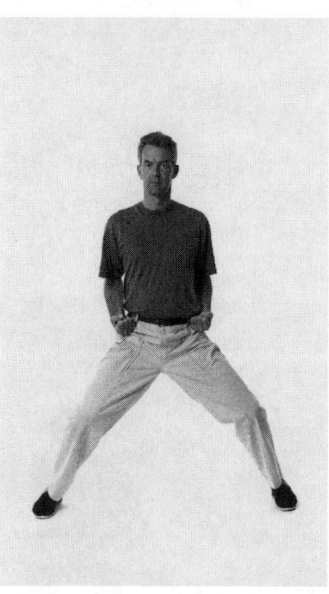

Abb. 4   Abb. 5

11. Nun ziehen Sie die Faust entlang der Außenseite des rechten, sich im Knie biegenden Beines hoch bis zur Hüfte – die Pflanze wird ausgerissen (Abb. 4).
12. Das Gewicht kommt dabei zur Mitte, und der Oberkörper richtet sich auf (Abb. 5).
13. Wechsel zur anderen Seite. 4 bis 16mal wiederholen.

Hinweis:
Am Anfang, wenn es schwierig ist, braucht die Faust nicht bis zum Knöchel hinunterzukommen. Gehen Sie nur so tief hinab, daß

– die Füße ganz auf dem Boden bleiben,
– der Rücken gerade bleibt (kein Hohlkreuz!),
– der Oberkörper sich nur leicht nach vorn neigt.

Mit der Zeit kommen Sie von selbst tiefer hinunter. Stellen Sie sich vor, daß die Faust eine Pflanze hält, die sie mitsamt der Wurzel ausreißt.

Atmung:
Achten Sie auf einen ungehinderten Atemfluß.

Variante:
Ausatmen beim Hinuntersinken und Handkreisen, einatmen beim Hochziehen.

Wirkung:
Diese Bewegung stärkt Meridiane, Knochen, Sehnen und Muskeln der Hände, Arme und Schultern, des Rückens, der Taille, Hüften und Beine. Sie stärkt das Qi in den Nieren und Sexualorganen. Über längere Zeit ausgeführt, wirkt sie heilend bei Schwächen der Unterleibsorgane, stärkt und strafft Hüfte, Taille und Bauch.

21

Die Wirbelsäule dehnen

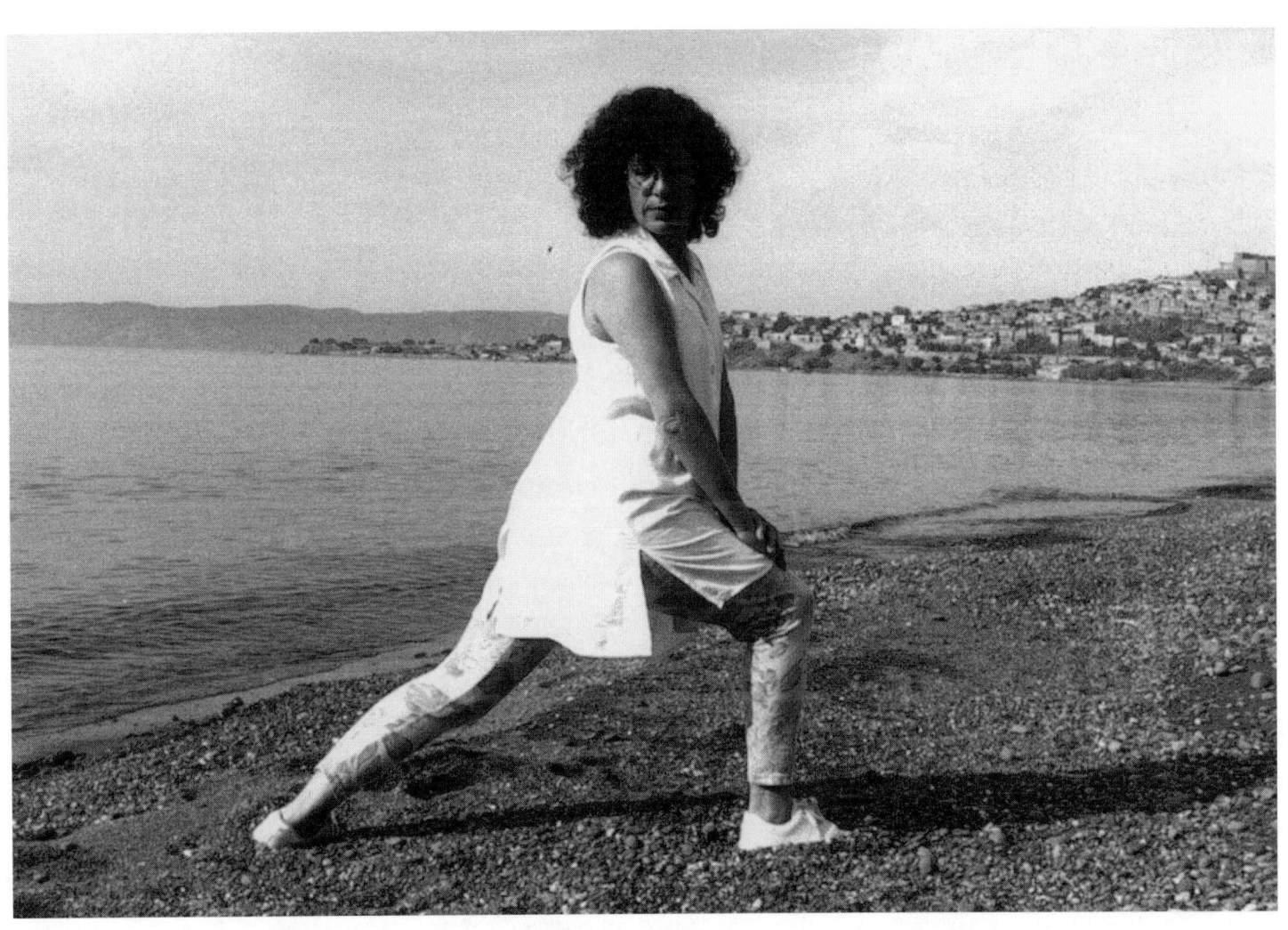

Übung 21: Die Wirbelsäule dehnen

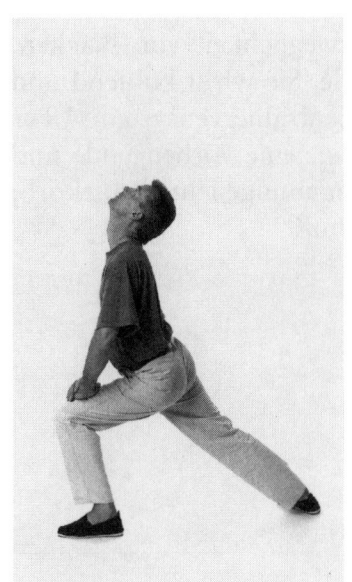

Abb. 1

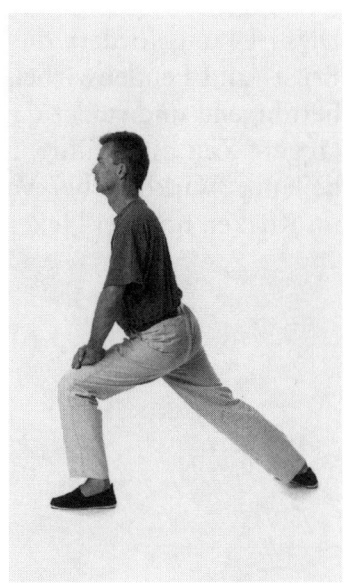

Abb. 2

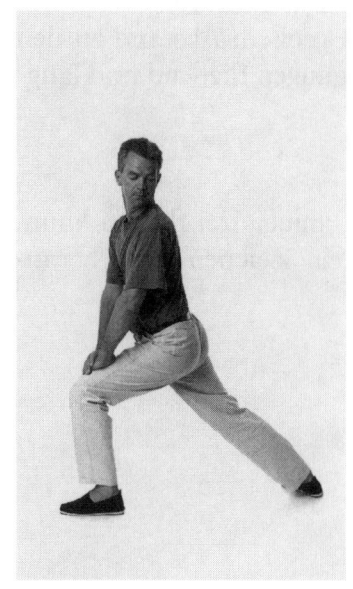

Abb. 3

Bogenstand

1. Nehmen Sie den linken Bogenstand ein (siehe Seite 40).
2. Legen Sie beide Hände auf das linke gebeugte Knie, und schieben Sie das Brustbein zwischen den Armen etwas nach vorn.
3. Schauen Sie zum Himmel hinauf, und spannen Sie den Rücken in einem großen, flachen Bogen (Abb. 1).
4. Entspannen Sie im Rücken und blicken Sie nach vorn (Abb. 2).
5. Drehen Sie den Kopf nach links, damit Sie über die Schulter zur rechten Ferse oder zum Steißbein schauen können (Abb. 3).
6. Drehen Sie den Kopf zurück, und entspannen Sie.
7. Der Oberkörper ist aufrecht, und Sie bleiben unten, während Sie sich zur anderen Seite drehen, in den rechten Bogenstand wechseln und die Hände auf das andere Knie legen.
8. Wiederholen Sie die Übung 4 bis 8mal auf jeder Seite.

Hinweis:
Seien Sie vorsichtig, wenn Sie Rückenprobleme haben. Vermeiden Sie ein zu starkes Durchdrücken der Wirbelsäule beim Dehnen des Rückens. Legen Sie die Hände aufs Knie, ohne sich darauf abzustützen. Die Schultern bleiben unten, mit großem Abstand zu den Ohren. Führen Sie alle Bewegungen fließend und langsam aus.

Atmung:
Beachten Sie, daß der Atem immer frei fließen kann. Ein angehaltener Atem ist ein Zeichen für Überanstrengung.

Variante:
Atmen Sie beim Spannen aus und beim Entspannen ein.

Wirkung:
Diese Übung fördert die Beweglichkeit von Nacken, Brust- und Lendenwirbelsäule. Sie wirkt kühlend und beruhigend und stärkt das Zentralnervensystem. Über längere Zeit ausgeführt, hat sie eine vorbeugende und heilende Wirkung bei Verspannungen im Brustkorb, im Rücken und bei Hexenschuß.

22

Die Beine strecken

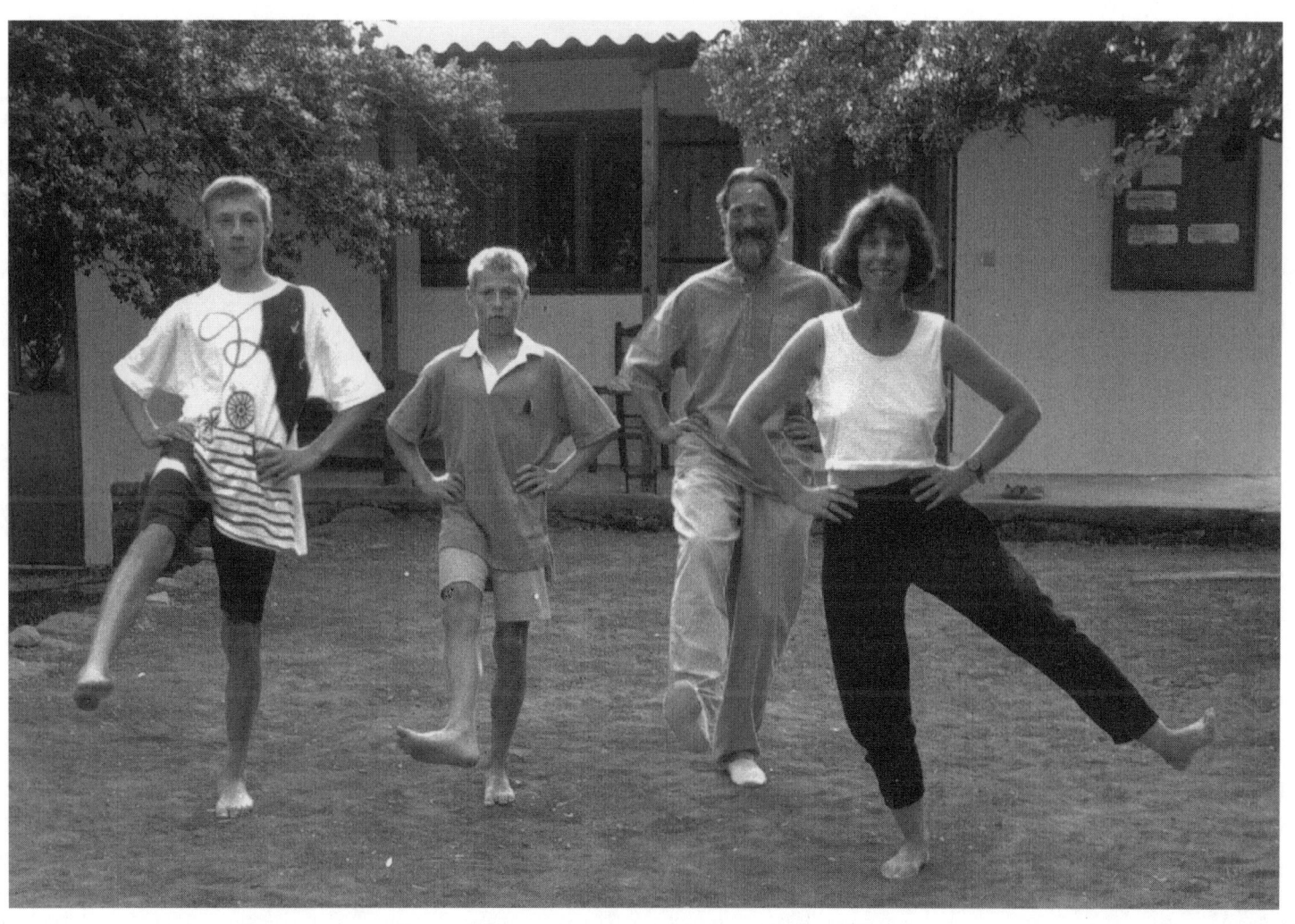

Übung 22: Die Beine strecken 159

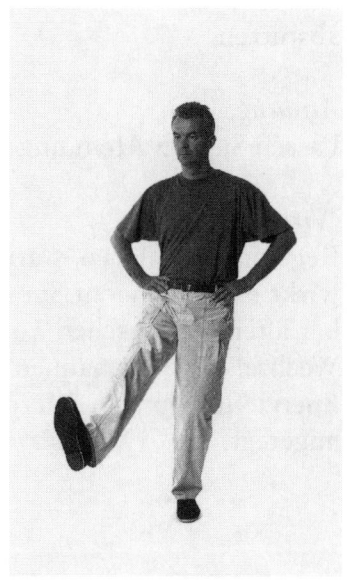
Abb. 1

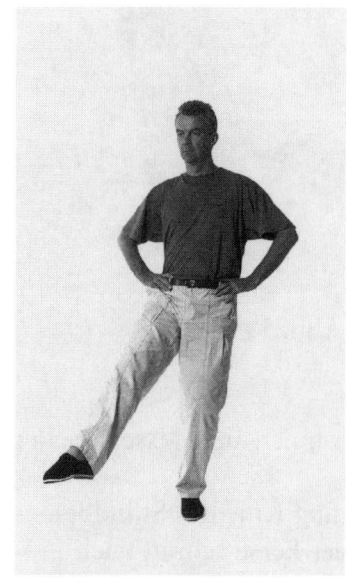
Abb. 2

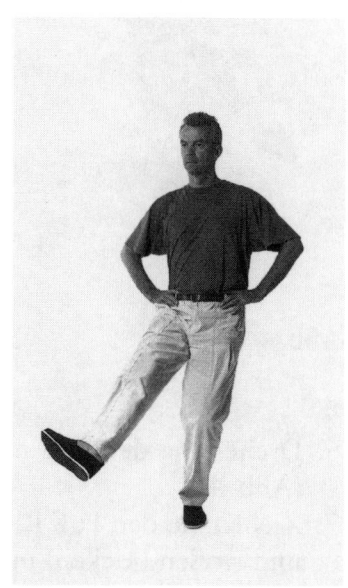
Abb. 3

Parallelstand

1. Stützen Sie die Hände in den Hüften oder Lenden ab.
2. Heben Sie ein Bein, und strecken Sie es jeweils 4mal schräg nach unten vor Ihnen aus und lassen es wieder locker:
3. Zuerst ziehen Sie dabei den Fuß an, stoßen mit der Ferse weg und lassen Bein und Fuß wieder locker (Abb. 1).
4. Danach strecken Sie den Fuß und lassen locker (Abb. 2).
5. Drehen Sie den Fuß nach außen und lassen locker (Abb. 3).

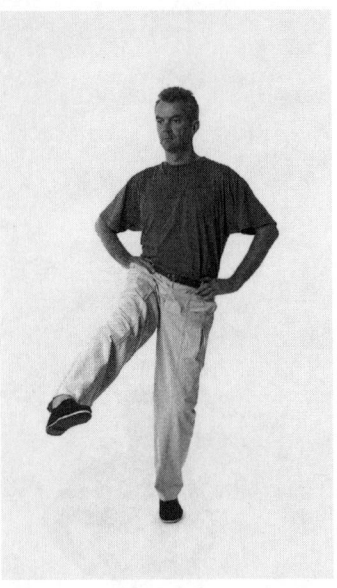
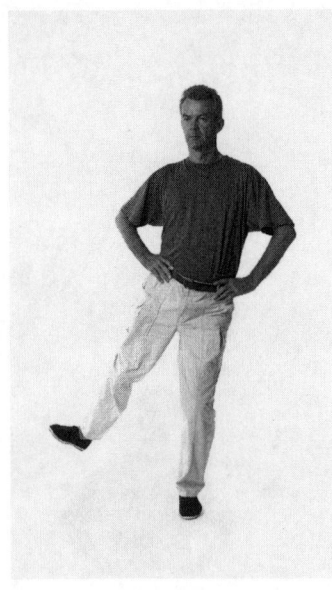

Abb. 4   Abb. 5

Hinweis:
Führen Sie die Streckungen kräftig, langsam und bewußt aus. Vermeiden Sie ruckartige Bewegungen beim Strecken, sonst könnten das Knie- und Fußgelenk Schaden nehmen. Stellen Sie sich vor, wie Energie und Kraft von der Mitte bis zum Fuß strömen. Bei Gleichgewichtsschwierigkeiten können Sie sich mit einer Hand an einer Stuhllehne halten oder an der Wand abstützen.

Atmung:
Lassen Sie den Atem ungehindert fließen.

Wirkung:
Regelmäßiges Üben stärkt die Füße und Beine, bewirkt einen sicheren Stand und Gang, was besonders bei älteren Menschen von Bedeutung ist. Durch den Wechsel von Anspannen und Lockerlassen wird der Energiefluß in den Meridianen der Beine und Füße angeregt.

6. Drehen Sie den Fuß nach innen und lassen locker (Abb. 4).
7. Ziehen Sie den Fuß Richtung Knie des Standbeines und stoßen (kicken) mit der Ferse schräg nach hinten weg (Abb. 5).
8. Stellen Sie den Fuß ab, verlagern Sie das Gewicht darauf, und führen Sie dieselben Bewegungen mit dem anderen Bein aus.
9. 4 bis 8mal wiederholen.

23

Die Nieren massieren

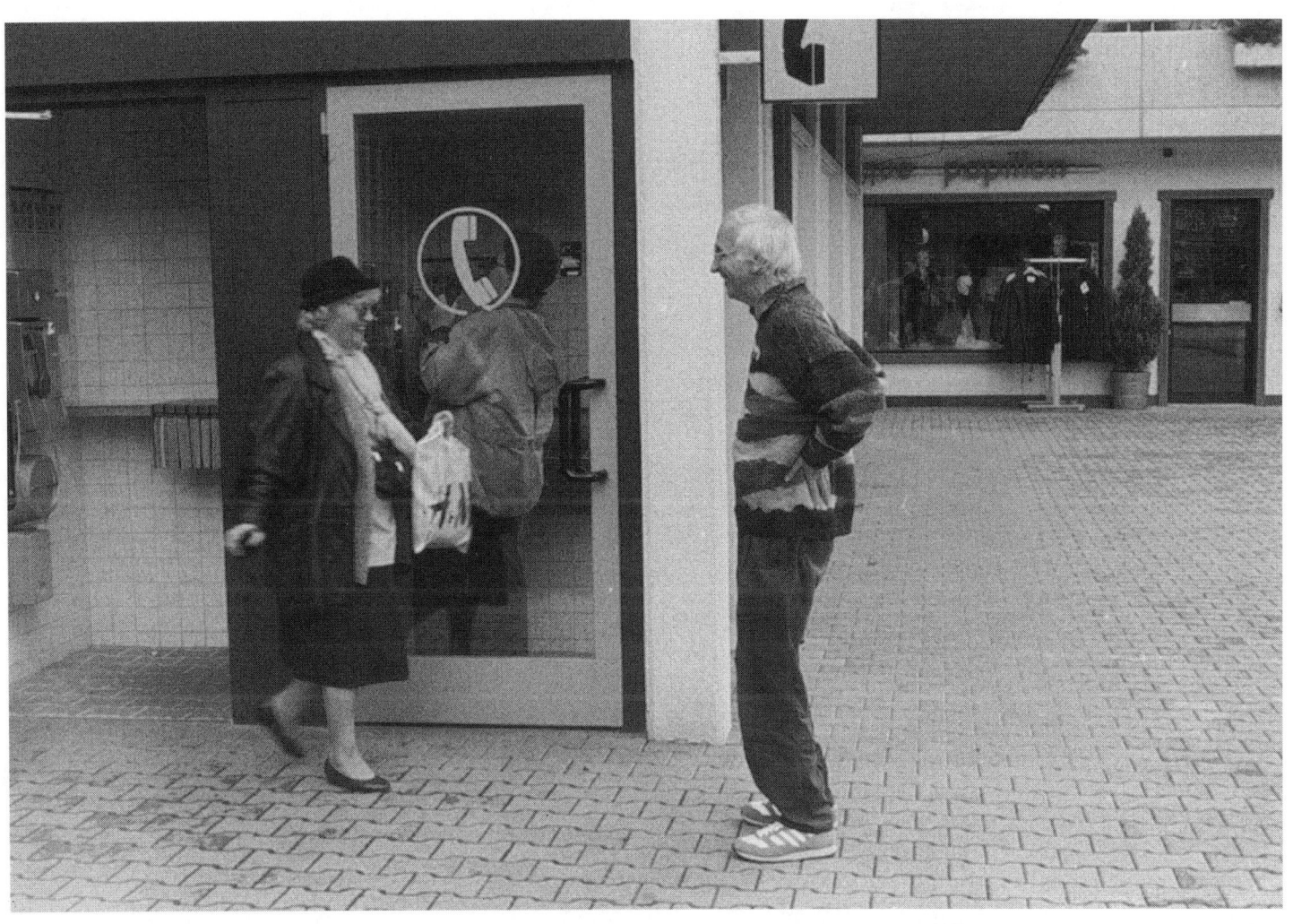

Übung 23: Die Nieren massieren

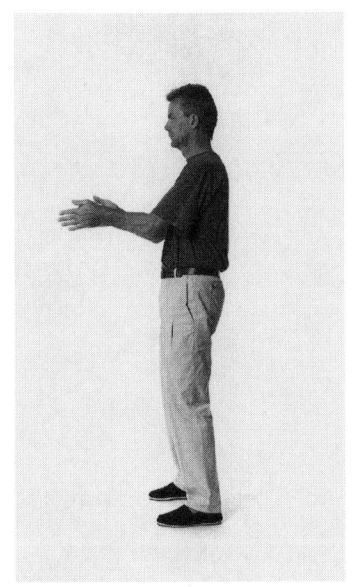

Abb. 1

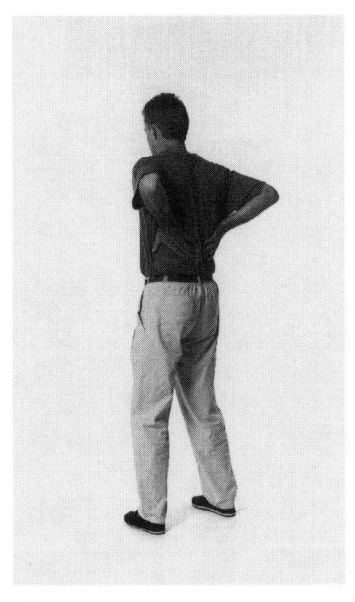

Abb. 2

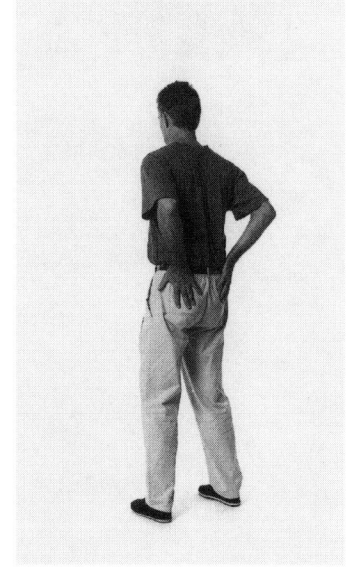

Abb. 3

Parallelstand

1. Reiben Sie die Handflächen fest aneinander, bis sie warm sind (Abb. 1).
2. Legen Sie sie über die Lenden bei den Nieren, und reiben Sie kräftig und langsam hinauf und hinunter (Abb. 2+3).
3. Beim Hinunterstreichen sinken Sie etwas in die Knie.
4. Beim Hinaufstreichen strecken Sie die Beine mehr.
5. Mindestens 32mal wiederholen.

Hinweis:
Bleiben Sie in den Knien locker. Zwischendurch können Sie die Hände erneut aufwärmen.

Atmung:
Die Atmung ist frei und ungehindert.

Wirkung:
Wärmt angenehm in der Nierengegend. Die Nieren und somit der ganze Bauch-/Beckenraum und das Dantian werden mit Qi versorgt. Hat eine heilende Wirkung bei Nierenleiden, Schwächen und Beschwerden im Unterleib.

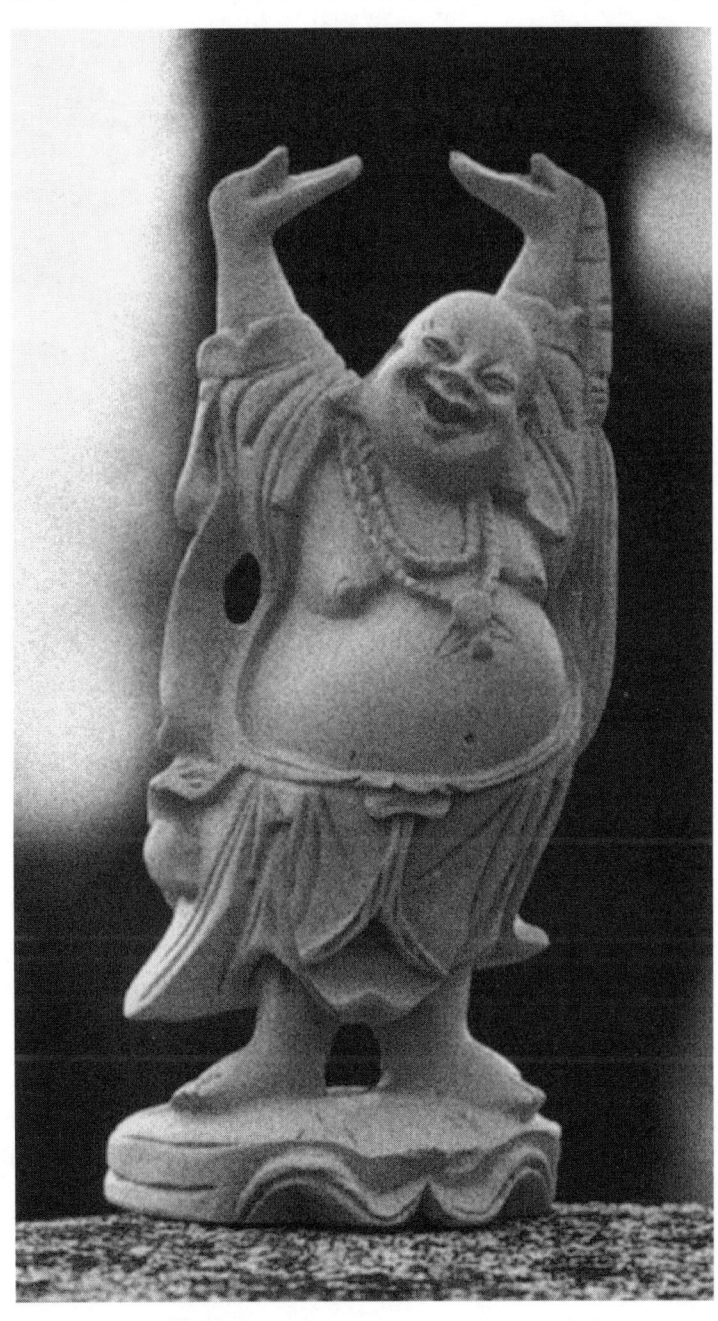

24

Der lachende Buddha reibt sich den Bauch

Übung 24: Der lachende Buddha reibt sich den Bauch

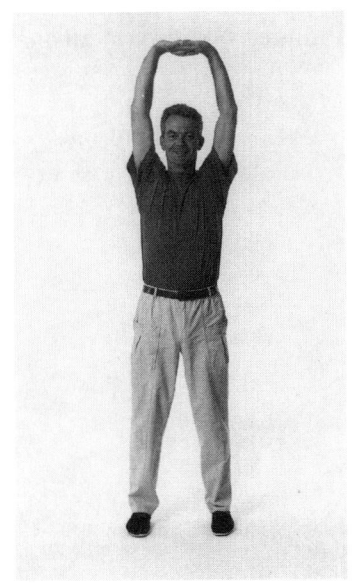

Abb. 1

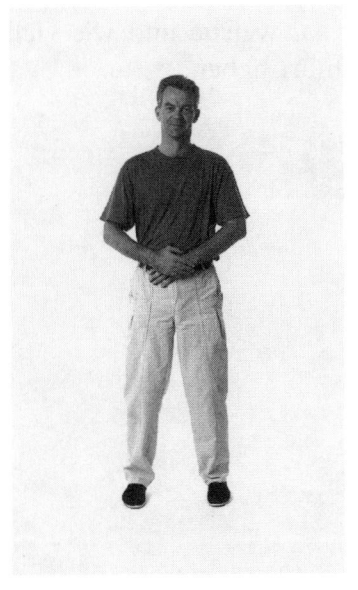

Abb. 2

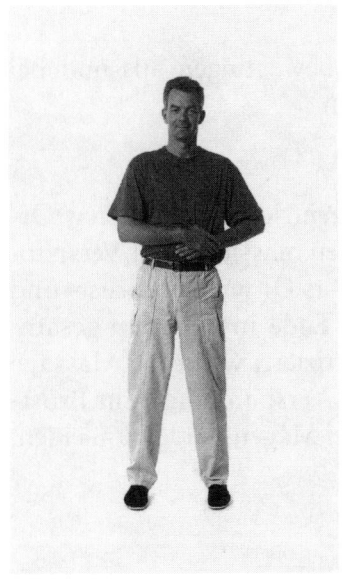

Abb. 3

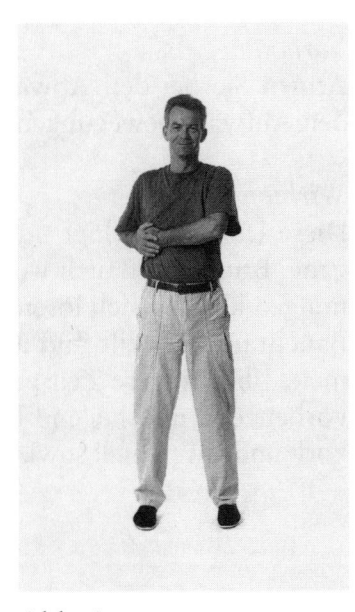

Abb. 4

Parallelstand

1. Verschränken Sie die Finger, und strecken Sie die Arme über den Kopf nach oben, die Handflächen schauen zum Himmel. Stellen Sie sich vor, das Qi strömt über die Mitte der Handflächen in Sie hinein (Abb. 1).
2. Nach 8 ruhigen, tiefen Atemzügen legen Sie die Hände auf den Bauchnabel (Abb. 2).
3. Massieren Sie sich mit streichenden Bewegungen.
4. Beginnen Sie mit kleinen Kreisen (Abb. 3).
5. Lassen Sie sie spiralförmig größer werden, bis der ganze Brust- und Bauchraum massiert wird (Abb. 4).
6. Ändern Sie die Streichrichtung, die Kreise werden kleiner, am Ende liegen die Hände wieder auf dem Nabel.
7. Atmen Sie noch einige Male tief und ruhig.

Hinweis:
Die Augen sind geschlossen oder leicht geöffnet. Drükken Sie mit den Handballen sanft auf den Bauch, um die Verdauungsorgane zu massieren.

Atmung:
Lassen Sie den Atem frei fließen.

Variante:
Atmen Sie bei den Abwärtsbewegungen aus und bei den Aufwärtsbewegungen ein.

Wirkung:
Diese Übung beruhigt und zentriert. Die inneren Organe, Brust und Bauch werden massiert, und Verspannungen können sich lösen. Das Qi wird im Brust- und Bauchraum verteilt und am Ende im Dantian gesammelt. Über längere Zeit praktiziert, wirkt die Massage vorbeugend und heilend bei Verspannungen in Brustkorb und Zwerchfell sowie bei Magen- und Darmleiden.

Abschluß:
Das Qi nähren – Abrunden / Vervollständigen

Zum Abschluß Ihrer Übungen nähren Sie nochmals das Qi (Übung 2) und runden ab (Übung 1). Es ist empfehlenswert, immer in dieser Weise aufzuhören, egal welche und wie viele Übungen Sie zuvor ausgeführt haben.

Schlußbetrachtung

Yi Jin Jing spielen

Immer mehr Übungsbücher erscheinen auf dem Markt. Das Bedürfnis nach Anleitung und Hilfe wächst. Die Übungen aus Indien, China oder Japan wurden früher im kleinen Kreise von Lehrern an Schüler weitergegeben. Es handelte sich dabei nie um reine Stoffvermittlung, sondern um Menschenbildung im weitesten Sinne, die sich nur in persönlichem Kontakt entfalten kann.

Heute stellt sich die Situation anders dar. Die Welt ist klein geworden, und über die Medien wird uns eine Fülle von Informationen zugänglich. Die positive Seite daran ist, daß Wissen nicht mehr nur einem elitären Kreis vorbehalten bleibt. Die negative Seite zeigt sich unter anderem in der Gefahr, daß wir versucht sind, intellektuelles Wissen mit Erfahrung und Reife zu verwechseln.

Ich habe mir lange überlegt, ob ich ein Übungsbuch schreiben soll, weil ich mir der Gefahr einer falschen Handhabung wohl bewußt war. Daß ich mich entschloß, es dennoch zu wagen, und von der Richtigkeit überzeugt bin, hat im wesentlichen zwei Gründe.

Erstens: Die Übungen sind einfach, können variiert und in unterschiedlicher Reihenfolge geübt werden, ohne daß sie schädlich sind.

Zweitens: Im Unterschied zu »Rezeptbüchern« widme ich hier einen großen Teil dem Thema, wie wir zu Übenden werden können und welche Voraussetzungen notwendig sind, damit die tägliche Übung nicht zur mechanischen Repetition verkommt. Es ist wichtig, daß in uns eine Haltung heranreift, die uns offen werden läßt für Veränderung und Wachstum. Ich erhoffe mir damit, daß Sie ermutigt werden, die Bewegungen auszuprobieren, und Freude am Üben bekommen. In jeder Übung liegt mehr verborgen als nur die Ausführung vorgeschriebener Abläufe. Sie ist Anleitung und Anregung zum Spielen.

Es ist wie in der Musik: Der Körper ist das Instrument, die Übungen sind Kompositionen, und es geht darum, das Instrument zum Klingen zu bringen. Viel Übung und Wiederholung sind notwendig, bis wir ein Musikstück auswendig spielen können und alle Schwierigkeiten meistern. Letztlich liegt die Kunst aber darin, *wie* wir spielen, *wie* wir eine Komposition interpretieren. Technisch noch so perfekt gespielte Musik berührt uns beim Zuhören nicht, wenn die Musikerinnen und Musiker sich nicht mit ihrem ganzen Wesen einbringen und den Spielraum ausnutzen, den die Komposition zuläßt. In der Musik wie in der Bewegung gibt es kein absolutes Richtig oder Falsch, sondern nur den Vorlagen gerecht werdende Interpretationen, die individuell sehr verschieden ausfallen können.

So wie die Improvisation in der Musik einen eigenen Stellenwert besitzt, können sich im Laufe des Übens nach und nach eigene Bewegungen entwickeln. Spontan gestalten sich eigene Variationen, die keinen Zweck und kein Ziel haben, außer uns unsere Lebendigkeit und Ausdruckskraft spüren zu lassen und unseren Körper zum Klingen zu bringen. Die im Buch beschriebenen Übungen sind wunderbare Kompositionen. Gehen wir jeden Tag von neuem in sie hinein, und lassen wir zu, wenn eigene Klänge hinzukommen! Alles, was das Qi zum Fließen bringt, unseren Körper kräftig und beweglich erhält und unseren Geist in wacher Aufmerksamkeit still werden läßt, ist gut. Die Frage nach der Richtigkeit in der Ausführung einer Übung wird hinfällig, wenn wir Achtsamkeit entwickelt haben und genau spüren, was für uns geeignet ist. Ich habe großen Respekt vor der Übungstradition alter Kulturen und der Weisheit, die aus ihr spricht. Das bedeutet aber nicht, daß es nur *eine* Art der Ausführung gibt. Das einzig Richtige, die authentische Form existiert nicht, denn alles ist im Wandel und verändert sich.

Im Laufe der Zeit habe ich durch verschiedene Lehrer, auch in Asien, sehr Unterschiedliches über dieselben Übungen und Formen erfahren, manchmal sogar Gegensätzliches gehört. Am Anfang war ich verunsichert, weil ich nicht wußte, was nun richtig sei, bis ich akzeptieren konnte, daß alle Übungen, Bücher, Lehrer nicht mehr sein können als Orientierungshilfen auf meinem Weg zu mir selbst. Ich nehme jeden Anstoß dankbar auf, übe und integriere, bis er ein Teil meiner selbst wird. Es kann sein, daß eine Bewegung über Jahre hinweg unverändert bleibt, so, wie ich sie gelernt habe, aber ebenso, daß sie sich im Laufe der Zeit verwandelt.

Es gibt viele Wege zu Gesundheit und Glück, und einer davon ist die Übung. Alle Anregungen in diesem Buch haben den einen Sinn, über gezielte Aktivität zu Ausgeglichenheit und Frieden zu gelangen. Wir lernen dann, mehr auf unsere innere Stimme zu hören, die uns leise durchs Leben führt; so leise, daß wir sie nur vernehmen, wenn wir still geworden sind.

Register

Achtsamkeit 31, 52, 170
Alltag 31, 35, 40
Atmung 32, 33, 35
Aufwärmübungen 81

Behinderung 51
Beschützer-Qi 18, 35
Bindegewebe 23
Blockaden 61
Bodhidharma 17
Büro 53

Chan 17

Dantian 23, 66
Dienergefäß 26, 127
Disziplin 32
Dreifacher Erwärmer 90

Energiekreislauf 27

Faszien 23, 26
Fettabbau 23, 81

Gefäße 23, 26
Gesundheit 25, 34
Gleichgewicht 25
Grenze 51

Haltung, aufrechte 38
Haltung, innere 19, 51
Hara 24, 36

Konzentrationsfähigkeit 52
Körpertraining 19, 27

Langeweile 31
Lenkergefäß 26
Lieblingsübung 12

Massage 81
Meditation 27, 33, 41
Menstruation 51
Meridiane 23, 26, 133

Nei-Juang 27, 28

Qi 11, 24, 66

Reihenfolge 52, 53, 169
Routine 52

Spielen 169
Stehen 35

TCM 24, 25
Technik 19
Traditionelle Chinesische
   Medizin (TCM) 17

Übung 31
Übungen der Woche 12
Übungsdauer 49
Umwelt 32, 34

Vorstellungskraft 35

Wai-Juang 27, 28
Wirkung 11, 18, 27

Yang-Meridiane 26
Yi Jin Jing 17
Yin-Meridiane 26

Zang 25
Zeitaufwand 19
Zen 17

Literatur zum Thema

Bollnow, O.: *Vom Geist des Übens*. Rolf Kugler im Rothenhäusler Verlag, Stäfa 1991.

Delakova, K.: *Das Geheimnis der Katze – Eine Tänzerin weist Wege zum schöpferischen Üben*. Brandes und Apsel Verlag, Frankfurt a. M. 1991.

Dürckheim, K.: *Der Alltag als Übung*. Hans Huber Verlag, Bern 1987.

Dürckheim, K.: *Hara – Die Erdmitte des Menschen*. Scherz Verlag, Bern 1983.

Heider, J.: *Tao der Führung*. Sphinx Verlag, Basel 1993.

Herrigel, E.: *Zen in der Kunst des Bogenschießens*. Scherz Verlag, Bern 1983.

Huang, A.: *Lebensschwung durch T'ai Chi*. Scherz Verlag, Bern 1979.

Lao Tse: *Tao Te King*. Übersetzung von Gia-Fu Feng & Jane English. Irisiana Verlag (Hugendubel), München 1991.

Liu, Q.: *Qi Gong*. Hugendubel Verlag, München 1992.

Nyanaponika: *Geistestraining durch Achtsamkeit*. Christiani Verlag, Konstanz 1993.

Requena, Y.: *Qi Gong*. Goldmann Verlag, München 1992.

Thich Nhat Hanh: *Das Wunder der Achtsamkeit*. Theseus Verlag, Zürich 1992.

Zöller, J.: *Das Tao der Selbstheilung*. Ullstein Verlag, Berlin 1987.

Kontaktadresse

Möchten Sie einen Yi Jin Jing-Workshop mit dem Autor besuchen oder ein Seminar mit ihm in Ihrer Firma oder Institut veranstalten? Sind Sie an einem Tai Ji-Ferienkurs auf einer griechischen Insel oder in den Schweizer Bergen interessiert? Dann wenden Sie sich an:

Hans-Peter Sibler
Eierbrechtstrasse 41
CH – 8053 Zürich
Tel./Fax 0041–1–422 86 46

Hans-Peter Sibler im Verlag Hermann Bauer

Yi Jin Jing

Gesundsein lernen – Stärke entwickeln

Erscheint im Herbst 1994 als VHS-Video

Im Hauptteil des Yi Jin Jing-Videos, das im Herbst 1994 im Verlag Hermann Bauer erscheint, werden die 24 Übungen anschaulich gezeigt und gut verständlich kommentiert. Die Aufnahmen aus verschiedenen Blickwinkeln ermöglichen dem Betrachter, die Bewegungsfolgen leicht nachzuvollziehen.

Umrahmt wird der Übungsteil von einer poetischen Collage mit Bildern aus dem Westen und dem Osten. Hier sehen wir Menschen auf der Straße, die sich (wie wir) unbewußt mit Yi Jin Jing-ähnlichen Bewegungen strecken und entspannen. Dort führen viele Chinesen am frühen Morgen in einem öffentlichen Park, umgeben von Hongkongs Wolkenkratzern, ganz selbstverständlich und selbstvergessen ihre täglichen Übungen aus. Zu diesen Bildern wird die Geschichte des Yi Jin Jing erzählt. Das Video ist die ideale Ergänzung zu diesem Buch!

Verlag Hermann Bauer · Freiburg im Breisgau

Swami Sivananda Radha

Geheimnis Hatha-Yoga

Symbolik – Deutung – Praxis

320 Seiten mit 300 s/w Zeichnungen, gebunden
ISBN 3-7626-0433-4

Swami Sivananda Radha entwickelt im vorliegenden Buch eine besonders wirkungsvolle Methode, durch Praxis und Reflexion des Hatha-Yoga neue Wahrnehmungs- und Verständnisebenen zu erleben.
Die konsequente Anwendung der beschriebenen Übungen wird als der erste Schritt zu einer intuitiven Einsicht in eine spirituelle Dimension dargestellt: Die Yogastellungen harmonisieren die Funktionen des Organismus und beeinflussen so die Tätigkeit der Drüsen und Organe, aber auch das Nervensystem und damit den Geist. Durch diese Verbindung führt Swami Sivananda Radha den Yoga-Anfänger und den bereits geübten Yogi weit über den Gedanken hinaus, daß Hatha-Yoga nur eine bestimmte Reihe von Körperübungen sei. Viele sehr ansprechende Schwarzweiß-Zeichnungen verdeutlichen die Yoga-Positionen, geben die mystischen Symbole wieder und illustrieren die alltägliche Bedeutung eines Begriffs.

Swami Sivananda Radha

Kundalini-Praxis

Verbindung mit dem inneren Selbst

356 Seiten mit 38 Zeichnungen, 15 Abbildungen und 18 ganzseitigen Farbtafeln, gebunden
ISBN 3-7626-0445-2

Immer noch ist Kundalini im Westen von Geheimnis umwittert und wird fälschlicherweise zumeist mit Sex, einem einzelnen ihrer Aspekte, assoziiert. Mit dem vorliegenden Werk macht Swami Sivananda Radha jedoch deutlich, wie sehr diese gewaltige Kraft alle Bereiche unseres Lebens erfüllen kann. Basierend auf ihrer eigenen 35jährigen Erfahrung führt sie den Leser Schritt für Schritt in die Entdeckung seines innersten Potentials ein. Nichts bleibt reine Theorie; alle Übungen sind praktikabel und fundiert. Für jedes der sieben Chakras gibt Swami Sivananda Radha dem Leser gründliches Übungsmaterial, Fragelisten als Anregung zum »Brainstorming« und Mantras an die Hand. Zahlreiche Abbildungen, Zeichnungen und 18 ganzseitige Farbtafeln fangen den Zauber dieses Yogaweges ein. Es gibt nicht viele Bücher westlicher Autoren zu diesem Thema, die wahrhaft authentisch sind. »Kundalini-Praxis« ist eines davon.

Verlag Hermann Bauer · Freiburg im Breisgau